JN003081

PERFECT
MASTER

歯科国試
パーフェクトマスター

# 歯周病学

髙山忠裕・好士亮介・佐藤秀一　著

第**2**版

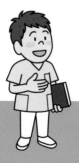
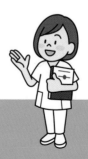

医歯薬出版株式会社

# 執筆者一覧

日本大学歯学部保存学教室歯周病学講座

髙山忠裕

日本大学歯学部医療人間科学分野

好士亮介

日本大学歯学部保存学教室歯周病学講座

佐藤秀一

---

**本書中のマークの見方**

| | |
|---|---|
| Check Point | ：各章の最も大切な項目 |
| よくでる | ：歯科医師国家試験に頻出の内容 |
| CHECK! | ：必ず押さえておきたい重要ポイント |
| | ：大切なキーワード，キーポイント |
| | ：理解を助ける補足 |
| コラム | ：著者からのアドバイス |

---

This book is originally published in Japanese
under the title of :

SHIKAKOKUSHI PĀFEKUTOMASUTĀ SHISHŪBYŌGAKU

(Periodontology for National Board of Dental Examination)

TAKAYAMA, Tadahiro

    Associate professor, Department of Periodontology
    Nihon University School of Dentistry

© 2020 1st ed.
© 2022 2nd ed.

ISHIYAKU PUBLISHERS, INC.

    7-10, Honkomagome 1 chome, Bunkyo-ku,
    Tokyo 113-8612, Japan

# はじめに

　歯周病学は歯を支持する歯肉，歯槽骨，歯根膜，セメント質から構成される歯周組織に起こる疾患を扱う学問です．歯肉炎や歯周炎などの炎症性疾患だけでなく，咬合性外傷への対応や咀嚼機能の安定といった咬合に関する内容も含まれます．さらに，歯周病は糖尿病などの全身疾患との関連も示唆されており，全身の健康へも影響します．そのため，歯周治療を理解するためには，口腔内だけにとらわれるのではなく，全身の健康状態や生活習慣にも目を向ける必要があります．

　近年の歯科医師国家試験の傾向として，普段行う頻度が高い治療や術式について多く出題されています．また，写真を用いた問題が多く，それらを読み取る力が必要です．さらに，FGF-2製剤を応用した歯周組織再生療法といった新たな治療法や歯科インプラント治療に関連した問題も今後増えていくことが予想されます．

　このような傾向を踏まえて，本書では，『臨床歯周病学第3版』，日本歯周病学会が編集している『歯周治療のガイドライン2022』『歯周病学用語集第3版』など，主な教科書・参考書などを参考としています．特に国家試験に向けて必ず押さえておきたい重要項目について，基礎と臨床のつながりや他分野とのリンクを考慮し，国家試験過去問の写真だけでなくオリジナル写真，イラスト，表を用いて簡潔明瞭にまとめました．また，出題範囲を把握しながら，本書の内容と歯科医師国家試験出題基準（令和5年版）を照らし合わせて学習できるように，対応表を付録として入れてありますのでぜひご活用ください．

　これから国家試験を受験する歯学生の皆さんにとって，本書が歯周病学に興味を持ちながら継続的な勉強に励み，国家試験を合格するための必須のツールとなれば大変うれしく思います．

2022年5月

髙山忠裕
好士亮介
佐藤秀一

歯科国試パーフェクトマスター

# 歯周病学 第2版　目次

# Chapter 1

# 歯周組織の解剖・組織

**Check Point**

・歯周組織の構成要素と特徴について説明できる.
・歯周組織の発生過程について説明できる.
・生物学的幅径について説明できる.

## Ⅰ. 歯周組織の構造

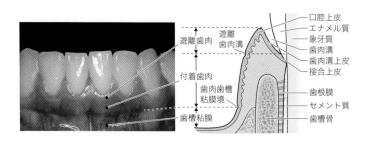

口腔上皮
エナメル質
象牙質
歯肉溝
歯肉溝上皮
接合上皮

遊離歯肉
遊離歯肉溝

付着歯肉

歯肉歯槽粘膜境

歯槽粘膜

歯根膜
セメント質
歯槽骨

・歯周組織とは, **歯肉・歯槽骨・歯根膜・セメント質**の4つから構成される組織の総称である.

・歯周組織は, 肉眼的観察により, **歯肉歯槽粘膜境**を隔てて, **歯肉**と**歯槽粘膜**に分けられる.

・歯肉は, **遊離歯肉**(辺縁歯肉ともいう)と**付着歯肉**で構成される.

・歯槽粘膜は, 粘膜上皮, 粘膜固有層, 粘膜下組織から構成される.

・**歯肉には粘膜下組織は存在しない.**

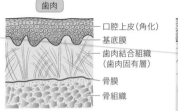

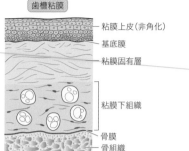

## A 歯肉

### 1) 歯肉の構造 よくでる

歯肉は組織学的に**歯肉上皮**と**歯肉結合組織（歯肉固有層）**に分けられる．さらに歯肉上皮は，**接合上皮（付着上皮）**，歯肉溝上皮，口腔上皮に分けられる．

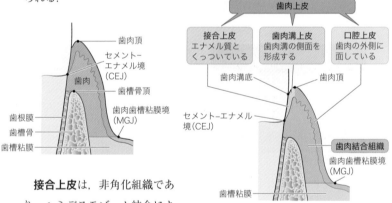

**接合上皮**は，非角化組織であり，ヘミデスモゾーム結合により歯と結合し，口腔上皮より細胞間隙は広く，上皮細胞のターンオーバーの時間も早い（約5日）．

歯肉上皮と歯肉結合組織の境界には基底膜がある．歯肉上皮は重層扁平上皮であり，外側から角化層，顆粒層，有棘層，基底層の4層で構成される．歯肉結合組織の線維成分は，コラーゲン線維（Ⅰ型およびⅢ型）が主体であり，エラスチン，フィブロネクチン，ラミニンなどの細胞外マトリックスやプロテオグリカン，ヒアルロン酸が存在する．

歯肉上皮の細胞同士はデスモゾーム結合をしている．また，基底層の細胞と結合組織は，基底膜とヘミデスモゾーム結合を介している．

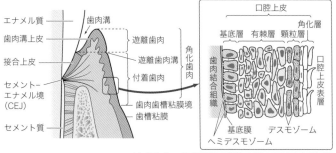

（山崎和久，臨床歯周病学第3版，2020より改変）

## 2）歯間乳頭とコル

接触点（コンタクトポイント）の直下，歯間乳頭の先端には，小さな鞍状のくぼみがあり，**コル**とよばれる．この部分の上皮は薄く非角化でやや陥凹していることから，プラークコントロールが困難であり，炎症の初発部位となりやすい．

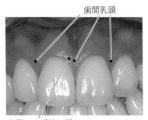

スティップリング

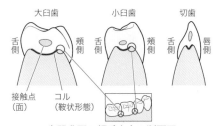

歯間乳頭の頬舌方向の断面図

## 3）歯肉線維群

歯肉を歯面や歯槽骨に固定し，歯を支持している．

①歯-歯肉線維
②歯-骨膜線維
③歯槽-歯肉線維
④環状線維
⑤歯間水平線維

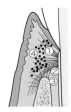
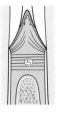
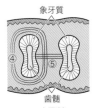

水平断

4

## B 歯根膜 →『パーフェクトマスター口腔組織・発生学』  よくでる

　歯根膜は，セメント質と固有歯槽骨を連結する線維性結合組織である．歯根膜の線維成分は，ほとんどが成熟したコラーゲン線維（Ⅰ型およびⅢ型）で，その両端はセメント質と固有歯槽骨内（特に線維骨といわれる部位）に埋入しており，**シャーピー線維**とよばれる．

　その他の構成成分として，オキシタラン線維，血管および神経，細胞成分としては歯根膜線維芽細胞，骨芽細胞，セメント芽細胞，破骨細胞，Malassez の上皮遺残がある．さらに，歯根膜中に存在する未分化間葉系細胞（まだどの細胞になるか決まっていない細胞）は，歯周組織再生において重要な役割を担う細胞である．

　歯の歯槽窩への支持，咬合圧緩衝，感覚受容器（開口反射，咬合力の調節），セメント質への栄養供給などの機能を有する．歯根膜の幅は，150〜300 $\mu$m であり，歯の生理的動揺度の幅とおおむね同じである．

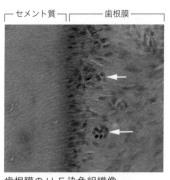

歯根膜の H–E 染色組織像
（第 105 回歯科医師国家試験）
白矢印は Malassez の上皮遺残

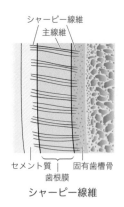

シャーピー線維

解剖

**歯根膜線維群** ──斜走線維が大部分を占め，歯軸方向の咬合力に抵抗する

① 歯槽骨頂線維
② 水平線維
③ 斜走線維
④ 根尖線維
⑤ 槽間線維
⑥ 歯間水平線維

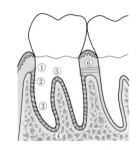

## C 歯槽骨 →『パーフェクトマスター口腔組織・発生学』  よくでる

### 1）固有歯槽骨

　固有歯槽骨は，歯槽骨の内壁を形成し歯根を囲む皮質骨の部分で，エックス線画像では高度な石灰化層が線状の不透過像としてみられ，**歯槽硬線**や**白線**として観察される．

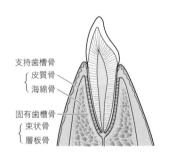

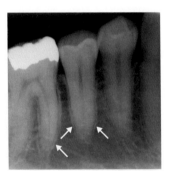

歯槽硬線（固有歯槽骨）（矢印）

### 2）支持歯槽骨

　支持歯槽骨は，固有歯槽骨を支持する機能をもっており，**皮質骨**と**海綿骨**からなる．

　皮質骨は歯槽突起の唇・舌側の外側面に位置している．

　　海綿骨は，骨梁が発達しており，骨髄組織が存在する．歯と歯の間の骨を**槽間中隔**，複根歯の歯根と歯根の間の骨を**根間中隔**とよぶ．海綿骨は皮質骨に比較して強度が低いが，可塑性が高く骨形成能に優れる．

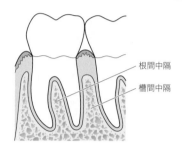

根間中隔

槽間中隔

### 3）開窓（フェネストレーション）

　　歯槽骨唇・頬・舌側面における骨欠損形態．歯槽骨の厚みが薄いために歯根相当部の歯槽骨が部分的に欠如しており，歯根の露出が認められる．歯の位置異常によっても引き起こされる．上顎犬歯や下顎側切歯で出現頻度が高い．

### 4）裂開（ディヒーセンス）

　　歯槽骨の吸収によって辺縁からV字状に欠損した状態．頬側歯槽骨の薄い部分に認められることが多く，歯根露出がみられる．

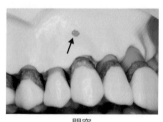

開窓

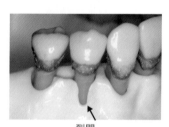

裂開

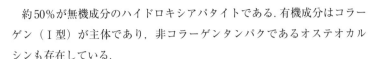

## D セメント質 →『パーフェクトマスター口腔組織・発生学』 よくでる

約50%が無機成分のハイドロキシアパタイトである. 有機成分はコラーゲン（I型）が主体であり，非コラーゲンタンパクであるオステオカルシンも存在している.

セメント-エナメル境（CEJ）付近で 20〜50 μm，根尖部付近で 200〜300 μm と厚くなる.

セメント質は**無細胞セメント質**と**細胞性セメント質**に分類され，無細胞セメント質は細胞性セメント質よりも石灰化度が高い. 細胞性セメント質はセメント細胞を有し，**根尖側 1/3** で比較的厚く存在する.

セメント質は骨でみられるようなリモデリングはなく，加齢や咬合力の影響でセメント質添加が起こり肥厚する.

## E 生物学的幅径 (biologic width) 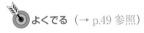 よくでる (→ p.49 参照)

上皮性付着と結合組織性付着を合わせた合計約 2 mm を**生物学的幅径**とよび，常に一定であるとされる.

生物学的幅径は，歯槽骨吸収が起こり，上皮性付着が根尖側方向へ移動し歯周ポケットが深化しても**常に不変**である.

補綴処置を行う際に生物学的幅径の回復が必要な場合は，臨床的歯冠長延長術 (→ p.102，103 参照) を用いる.

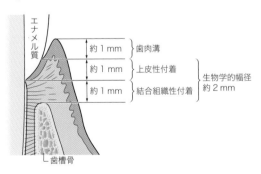

　生物学的幅径は歯冠修復物や補綴装置のマージン位置を決定する際に用いられ，マージンを歯肉縁下に設定する場合，正常な歯周組織では歯肉溝の深さの範囲内に置くことになる．前歯部などの審美領域でない場合には，清掃性の問題から歯肉辺縁から歯肉縁上にマージンを設定することを考慮する．

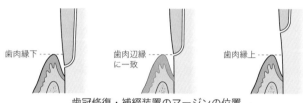

歯肉縁下 ----　　　　　歯肉辺縁 ----　　　　　歯肉縁上 ----
　　　　　　　　　　に一致

歯冠修復・補綴装置のマージンの位置

## Ⅱ．歯周組織の発生

### A 歯周組織の発生由来　よくでる

　歯肉を構成する歯肉上皮は外胚葉由来，歯肉結合組織は外胚葉性間葉に由来する．神経堤から発生する外胚葉性間葉由来組織細胞が歯小囊を構成し，そこから歯根膜，歯槽骨，セメント質の形成が起こる．

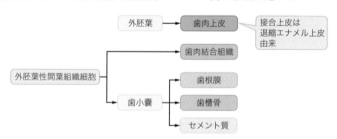

### B Hertwig 上皮鞘，Malassez の上皮遺残

　Hertwig 上皮鞘とは，歯根形成に先立ってエナメル器の内・外エナメル上皮が鞘状に発育した部分である．歯乳頭との相互作用により象牙質・

歯髄形成に，歯小嚢との相互作用によりセメント質・歯根膜・歯槽骨形成にかかわる．Hertwig上皮鞘はセメント質形成とともに断裂してMalassezの上皮遺残として歯根膜中に残存する．

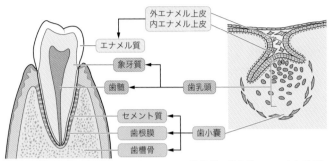

（中村浩彰，歯科国試パーフェクトマスター口腔組織・発生学，2017より改変）

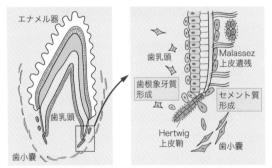

（中村浩彰，歯科国試パーフェクトマスター口腔組織・発生学，2017）

コラム：歯周組織再生材料開発のヒントとなった
　　　　Hertwig上皮鞘

　歯周組織の発生過程でHertwig上皮鞘から分泌されるエナメルマトリックスタンパク質が歯小嚢から遊走してきた未分化間葉系細胞に作用することによりセメント芽細胞に分化しセメント質の形成が起こる．このメカニズムを応用して製品化された歯周組織再生誘導材料がエナメルマトリックスデリバティブ（エムドゲイン® ゲル）である． → p.114 参照

# Chapter 2

# 歯周組織の変化

> ## Check Point
> ・歯周組織の病理的変化について説明できる.
> ・歯周組織の生理的変化（加齢変化）について説明できる.
> ・歯周組織の炎症・免疫反応について説明できる.

# Ⅰ. 歯周組織の病理変化

## A 歯肉炎・歯周炎の進行過程

### 1）開始期 ―〈プラーク付着直後〉

　プラーク細菌由来物質であるリポ多糖（LPS）などの刺激により，歯周組織を構成する細胞（上皮細胞，線維芽細胞，血管内皮細胞）から産生された**炎症性サイトカイン**や**プロスタグランジン $E_2$（$PGE_2$）**などにより，接合上皮直下の歯肉結合組織内で**血管拡張**，**浮腫**，**好中球遊走**などの滲出性炎が起きる．**好中球**の後に**マクロファージ**も出現する．

### 2）早期 ―〈プラーク付着後 1〜2 週〉

　活性化された好中球やマクロファージがサイトカインや $PGE_2$ を多量に産生することによって滲出性炎が進行し，臨床的にも**歯肉炎**が確認できる．接合上皮直下の領域には**T 細胞**が出現し，マクロファージや樹状細胞による**抗原提示**を受けて活性される．早期病変では，自然免疫から獲得免疫への移行がみられる．

### 3) 確立期 ― プラーク付着後 3〜4 週

結合組織内に **B 細胞** と **形質細胞** が多数出現し，**抗体産生** を行う慢性炎症巣が形成される．接合上皮の破壊が進み，炎症性細胞浸潤の範囲はさらに拡大する．病巣内で産生されるサイトカイン，$PGE_2$，マトリックスメタロプロテアーゼ（MMP）などによって結合組織破壊も起きる．

### 4) 進行期 ― 確立期からの移行期間は個人差あり

歯根膜や歯槽骨の破壊が開始され，病変は **歯周炎** へと移行する．これらの破壊には主に炎症性サイトカイン，$PGE_2$，MMP が関与する．また，破骨細胞の働きが顕在化し，歯槽骨吸収を引き起こす．

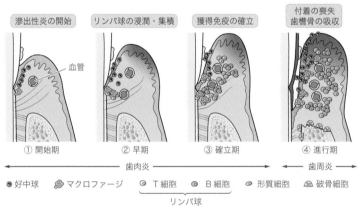

歯肉炎・歯周炎の進展過程（Schluger, 1990 より改変）

## B 歯周組織の炎症・免疫反応

### 1) 免疫担当細胞

#### （1）好中球

・開始期病変（炎症反応初期）に出現する．

・歯肉溝浸出液中の約 90% を占める．

・異物の貪食

#### （2）マクロファージ

・好中球に続き開始期〜早期に出現する．

・異物の貪食

・獲得免疫系の活性化（抗原提示機能）

・炎症性サイトカインの産生

・コラーゲン分解，破骨細胞活性化に関与

（3）樹状細胞（ランゲルハンス細胞）

・異物の貪食

・抗原提示（マクロファージよりも強力）

・T 細胞を強力に活性化

（4）上皮細胞

・物理的バリア

・ケモカイン（走化性因子：IL-8, MCP-1）の産生

| Th1 | INF-$\gamma$, TNF-$\alpha$, IL-2 産生 ⇒マクロファージ活性化（細胞性免疫） |
|---|---|
| Th2 | II-4, 5, 10 産生 ⇒ B 細胞活性化（体液性免疫） |
| Th17 | Th1, 2 に分類されない新しい集団 歯周炎の進行との関連が示されている |

（5）T 細胞

・早期病変に出現する．

・免疫応答の調節

・機能の違いによりいくつかのサブセットに分類（Th1，Th2，Th17）

・マクロファージなど抗原提示細胞からの抗原提示を受けて活性化

（6）B 細胞

・確立期病変に出現する．

・T 細胞の作用により形質細胞へ分化し，抗体産生を行う．

## 2）炎症性メディエーター

　局所に侵害刺激が加わることにより産生・放出される起炎性物質の総称で，血管拡張，血管透過性亢進，白血球遊走，細胞傷害作用などにより炎症反応が生じる．

　ヒスタミン，プロスタグランジン，炎症性サイトカインなどがある．

（1）歯周炎に関連する主要なサイトカイン

　サイトカインとは細胞間のコミュニケーションを司る分子である．発生，創傷治癒，感染，アレルギー反応において中心的な役割を担っている．1つのサイトカインが複数の作用を有している．

|        | 主な産生細胞 | 主な標的細胞 | 作用・特徴 |
|--------|------------|------------|-----------|
| IL-1α<br>IL-1β | マクロファージ<br>B 細胞<br>好中球<br>線維芽細胞 | 単球<br>マクロファージ<br>T 細胞<br>B 細胞<br>血管内皮細胞 | Th1 誘導，IL-2 産生の促進<br>マクロファージの活性化<br>T 細胞，B 細胞の増殖<br>血管内皮細胞の PGE₂ 産生により血管透過性亢進 |
| IL-6 | 単球<br>マクロファージ<br>T 細胞<br>B 細胞<br>血管内皮細胞<br>線維芽細胞<br>脂肪細胞 | T 細胞<br>B 細胞<br>血管内皮細胞<br>肝細胞 | B 細胞の増殖・分化を誘導<br>接着分子 VCAM-1 の発現誘導によるリンパ球の血管接着促進<br>IL-8 や MCP-1 などのケモカインの産生亢進による白血球遊走促進<br>肝細胞から CRP 産生の誘導<br>脂肪細胞が分泌するアディポカインの 1 つ |
| IL-8 | 上皮細胞<br>血管内皮細胞<br>マクロファージ | T 細胞<br>好中球 | ケモカインとして白血球遊走を促進<br>免疫応答に関与<br>ヒスタミン放出 |
| IL-10 | T 細胞<br>単球<br>B 細胞<br>マクロファージ | マクロファージ | 炎症の抑制 |
| IL-17 | T 細胞(Th17)<br>肥満細胞 | T 細胞<br>B 細胞<br>マクロファージ<br>好中球 | IL-6，シクロオキシゲナーゼ，一酸化窒素(NO)産生を誘導<br>自己免疫疾患においても観察される<br>好中球前駆細胞の分化 |
| TNF-α | マクロファージ<br>NK 細胞<br>脂肪細胞 | NK 細胞<br>マクロファージ | 免疫(担当)細胞の増殖・分化の誘導<br>アポトーシスの誘導<br>脂肪細胞が分泌するアディポカインの 1 つ<br>インスリン抵抗性に関与(発症) |
| IFN-γ | T 細胞(Th1)<br>NK 細胞 | T 細胞<br>B 細胞<br>マクロファージ<br>樹状細胞 | マクロファージの活性化<br>NK 細胞の活性化<br>抗原提示能の増強<br>免疫調節作用 |
| TGF-β | T 細胞<br>マクロファージ<br>骨芽細胞 | T 細胞<br>B 細胞<br>単球 | 免疫(担当)細胞の増殖・分化の誘導<br>骨芽細胞の増殖 |

(2) プロスタグランジン E₂（PGE₂）

　PGE₂ はアラキドン酸代謝物であり，発熱・発痛・血管拡張・骨吸収などの生理的作用を示す．歯周病患者において，PGE₂ は歯肉溝滲出液や炎

症歯肉組織に健常組織に比較して有意に増加することが確認されており，歯周病の発症や進行の重要なメディエーターとして働くことが明らかとなっている．

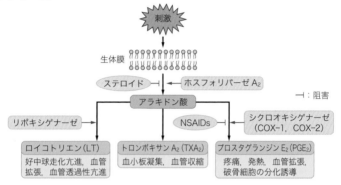

## (3) 骨吸収関連因子

骨の恒常性は，骨芽細胞と破骨細胞のバランスによって形態が維持されており，その骨添加と骨吸収のことを**骨リモデリング**とよぶ．破骨細胞の分化には，骨芽細胞上に存在する RANKL（receptor activator NF-$\kappa$B ligand）と破骨細胞の前駆細胞上にあるその受容体である RANK が関与している．

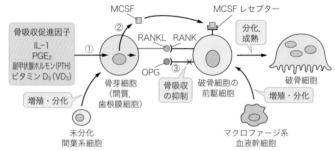

骨吸収関連因子
①骨芽細胞は骨吸収促進因子の刺激を受けて破骨細胞の分化に影響を及ぼす．
②骨芽細胞はマクロファージコロニー刺激因子（MCSF）を産生する．
③オステオプロテジェリン（OPG）は RANKL のおとり受容体（デコイ）として働き，破骨細胞の形成を抑制する．

### 3）抗体分子（免疫グロブリン）

抗体とはB細胞が産生するタンパク質で，体内に侵入して病原体など の異物に結合する．この作用により病原体の中和や補体を活性化して貪 食作用を増強する機能をもつ．歯肉溝滲出液あるいは炎症歯肉組織中の 主要な抗体は**IgG**である．歯周病の診断法として，血清IgG抗体価検査 （→ p.41 参照）がある．

病理変化

### C ポケットの分類 　よくでる

#### 1）歯肉ポケット（仮性ポケット）

アタッチメントロス（→ p.64 参照）がなく，炎症などにより歯肉が腫 脹もしくは増大した結果，辺縁歯肉の位置が歯冠側方向へ移動し，歯肉 溝が相対的に深くなったもの．**歯肉炎**にみられるポケット．

#### 2）歯周ポケット（真性ポケット）

アタッチメントロスが生じ，上皮付着部の位置が根尖側に移動して歯 肉溝が深くなったもの．**歯周炎**にみられるポケット．ポケット底と骨頂 の位置関係で骨縁上ポケットと骨縁下ポケットに分類される．

（1）骨縁上ポケット

ポケット底が歯槽骨頂より歯冠側に存在する歯周ポケット．骨破壊の 型は**水平性骨吸収**を呈する．

（2）骨縁下ポケット

ポケット底が歯槽骨頂より根尖側に存在する歯周ポケット．骨破壊の 型は**垂直性骨吸収**を呈する．

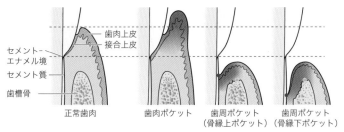

セメント−エナメル境
セメント質
歯槽骨
歯肉上皮
接合上皮

正常歯肉　　歯肉ポケット　　歯周ポケット　　歯周ポケット
　　　　　　　　　　　　（骨縁上ポケット）（骨縁下ポケット）

● ポケット底
● 歯槽骨頂

**D** **歯槽骨吸収の分類**（→ p.38 参照）

水平性骨吸収，垂直性骨吸収，混合性骨吸収，骨欠損の分類（骨壁），ヘミセプター状骨欠損

**E** **歯肉の形態変化**

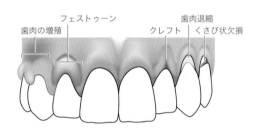

### 1）フェストゥーン

辺縁歯肉がロール状に肥厚した状態．プラークや食物残渣が停滞しやすい形態をしていることから炎症性変化が起きやすい．原因としてプラーク，外傷性咬合，歯ブラシなどの機械的刺激が考えられる．

### 2）クレフト

辺縁歯肉が V 字型に裂開した状態．原因として，オーバーブラッシングや咬合性外傷との関連が考えられる．

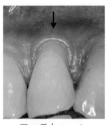

フェストゥーン

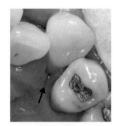

クレフト

### 3) 浮腫性歯肉

通常の炎症性変化としての歯肉炎や歯周炎で認められる歯肉の腫脹で,可動性であり,歯周治療に対する反応も良好である.

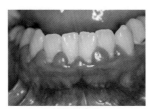

浮腫性歯肉

### 4) 線維性歯肉

**薬物性歯肉増殖症**（→ p.55 参照）などで認められる歯肉の変化で,浮腫性歯肉に比較して引き締まったやや可動性のない歯肉の腫脹である.歯周治療に対する形態の変化量は少なくポケットの改善も得られにくい.

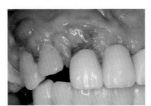

線維性歯肉

## F その他の病理変化

### 1) 歯根膜腔の拡大

歯槽骨頂部付近での歯根膜腔の拡大は,**咬合性外傷**の初期の所見であり,エックス線画像診断において重要である.

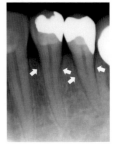

歯根膜腔の拡大

病理変化

### 2) アンキローシス（骨性癒着）

　歯根膜組織がなんらかの原因により変性消失し，セメント質や象牙質の吸収と骨組織の新生添加により，歯根が結合組織を介さずに歯槽骨と直接癒着した状態．原因として，歯根膜組織への外傷や咬合圧による過剰な外力，代謝障害，骨の代謝障害，全身疾患などがあげられる．

### 3) セメント質剥離

　セメント質が歯根から剥離すること．剥離はセメント質と象牙質の界面あるいはセメント質内部で生じる．単根歯に生じやすい．原因として，外傷性咬合，外傷，加齢などが考えられている．

### 4) 歯肉退縮

　歯肉が根尖側方向へ移動し歯根が露出すること．原因として，**歯周炎**，**矯正治療**，**不適切なブラッシング**，**歯の位置異常**，**小帯の高位付着**，**外傷性咬合**（**ブラキシズム**など）などがある．また，歯周炎の治療後に生じやすく，歯肉退縮によりプラークや食渣の停滞，根面齲蝕，歯髄疾患，知覚過敏を引き起こす可能性があり，特に前歯部の場合は審美的問題となる場合もある．

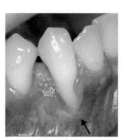

歯肉退縮

# Ⅱ 歯周組織の生理的変化（加齢変化）  よくでる

## 1）セメント質の肥厚

セメント質は，歯根象牙質を被覆している硬組織で，骨と異なり脈管を含まない.

セメント質には生理的吸収やリモデリングは起こらないが，加齢的に添加される.

## 2）歯肉退縮

歯肉退縮とは，唇側歯肉縁の位置がセメント-エナメル境（CEJ）よりも根尖側方向へ移動し，歯根面が露出した状態をいう. 歯周ポケットの形成や歯肉の炎症は通常みられない. 加齢変化として，非炎症性の歯肉退縮が生じることがある.

## 3）歯根膜の変化

歯根膜線維の断裂，**歯根膜腔の狭窄**，**線維芽細胞の減少**が認められる.

## 4）歯槽骨の骨密度の低下

骨代謝機能が低下することにより**骨密度の低下**が起きる.

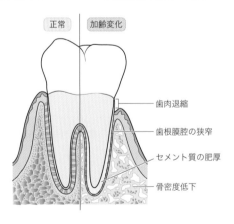

正常　加齢変化

- 歯肉退縮
- 歯根膜腔の狭窄
- セメント質の肥厚
- 骨密度低下

# Chapter 3

# 歯周病のリスクファクター

---

**Check Point**

・歯周病のリスクファクター（細菌因子，宿主因子，環境因子）について
説明できる．

---

## Ⅰ．歯周病の要因

　歯肉炎の発症とそれに伴う歯周炎の進行は，プラーク量の増加と細菌
叢の変化のみならず宿主や環境などのさまざまな因子が複雑に絡んだ**多
因子疾患**として考えられている．現在，歯周病の病因として，細菌因子，
宿主因子，環境因子の3つがあげられる．歯周病はプラークに対する宿
主の反応によって惹起される炎症による歯周組織の破壊であることがわ
かっている．さらに，歯周病は初発因子である細菌の沈着によって発症し，
その進行は歯周組織の軟組織と硬組織の破壊につながるそれぞれの経路
の代謝異常として定義され，その代謝に遺伝的なリスクファクターと環
境的なリスクファクターが関与することで歯周病の発症と進行の程度が
左右されると考えられている．

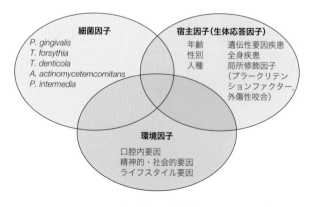

細菌因子
- *P. gingivalis*
- *T. forsythia*
- *T. denticola*
- *A. actinomycetemcomitans*
- *P. intermedia*

宿主因子（生体応答因子）
- 年齢
- 性別
- 人種
- 遺伝性要因疾患
- 全身疾患
- 局所修飾因子（プラークリテンションファクター，外傷性咬合）

環境因子
- 口腔内要因
- 精神的・社会的要因
- ライフスタイル要因

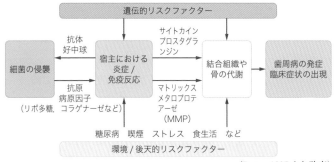

(Page. 1997 より改変)

# Ⅱ. 細菌因子

## A デンタルプラーク（プラーク）

歯や口腔内の固形構造物上に付着もしくは固着した白色から黄白色の軟性の付着物. その成分は8割が水分であり, 残りは有形成分（細菌, 剝離上皮, 好中球, 食物残渣など）からなる.

1gのプラーク中には, 約$10^{11}$個の細菌が存在し, 歯周病や齲蝕の病原細菌が含まれている.

## B バイオフィルム

歯周ポケット内のプラークは, 歯周病原細菌を含み, バイオフィルムを形成している. バイオフィルムとは, 細菌が付着や凝集により層状になった細菌集落であり, 好中球やマクロファージなどの貪食細胞や特異抗体などの生体防御機構に抵抗性を示し, 生体の防御機構のみで完全に排除することは困難である.

## C 歯周病原細菌　よくでる

口腔内には500種類以上の細菌が生息しているといわれている. この中で歯周病の発症に関与している細菌を歯周病原細菌とよぶ.

フリスクファクター

　歯肉縁下プラークからは，嫌気性あるいは通性嫌気性グラム陰性桿菌やスピロヘータなどが多く分離され，*Porphyromonas gingivalis*（*P.g.*），*Tannerella forsythia*（*T.f.*），*Treponema denticola*（*T.d.*），*Aggregatibacter actinomycetemcomitans*（*A.a.*）などが高頻度に検出される．

　*P.g.*，*T.f.*，*T.d.* の 3 菌種を "red complex" とよび，特に歯周病発症と深い関係をもつ．

　また，血液寒天培地上で嫌気培養すると黒色のコロニーを形成する黒色色素産生菌は，*P.g.* と *P.i.* である．

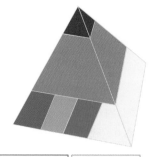

red complex

*Porphyromonas gingivalis*（*P.g.*）
*Tannerella forsythia*（*T.f.*）
*Treponema denticola*（*T.d.*）

orange complex

*Prevotella intermedia*（*P.i.*）
*Prevotella nigrescens*（*P.n.*）
*Campylobacter rectus*（*C.r.*）
*Fusobacterium nucleatum*（*F.n.*）
*Eubacterium nodatum*（*E.n.*）
*Peptostreptococcus micros*（*P.m.*）

| Actinomyces 属 | purple complex |
| --- | --- |

*Veillonella parvula*（*V.p.*）
*Actinomyces odontolyticus*（*A.o.*）

green complex

*Capnocytophaga species*
*Aggregatibacter*
　*actinomycetemcomitans serotype a*（*A.a.*）
*Eikenella corrodens*（*E.c.*）

yellow complex

*Streptococcus* 属

（Socransky, 2002）

| 歯周病原細菌 | グラム染色性 | 形状 | 生育環境 | complex | 主に関係する歯周病 | | | |
| --- | --- | --- | --- | --- | --- | --- | --- | --- |
| | | | | | 慢性歯周炎 | 侵襲性歯周炎 | 妊娠関連歯肉炎 | 壊死性潰瘍性歯肉炎・歯周炎 |
| *P.g.* | (−) | 桿菌 | 嫌気性 | red | ○ | ○ | | |
| *T.f.* | (−) | 桿菌 | 嫌気性 | red | ○ | | | |
| *T.d.* | (−) | らせん菌 | 嫌気性 | red | ○ | | | ○ |
| *A.a.* | (−) | 桿菌 | 通性嫌気性 | green | ○ | ○ | | |
| *P.i.* | (−) | 桿菌 | 嫌気性 | orange | ○ | | ○ | ○ |
| *F.n.* | (−) | 桿菌 | 嫌気性 | orange | ○ | | | ○ |

　国試では，スピロヘータとして *T.d.*，紡錘菌として *F.n.* と表現されることがある．

## D 病原性因子 よくでる

### 1) リポ多糖（内毒素，エンドトキシン，LPS）

　グラム陰性桿菌の細胞壁の構成成分で，強い骨吸収作用や細胞毒性がある．歯周病原細菌はリポ多糖を有しており，歯周病の発症に関与している．歯周病罹患歯根表面には，リポ多糖の浸透が認められる．

### 2) トリプシン様酵素

　タンパク質分解酵素であり，歯周組織破壊因子の1つ．red complex はトリプシン様プロテアーゼ活性を有している．

### 3) ジンジパイン

　*P. gingivalis* の菌体表面もしくは菌体外に産生される強力なタンパク質分解酵素．宿主細胞に傷害を与え，歯周病に関連する種々の病態を生み出す．線維芽細胞や血管内皮細胞の接着性を消失させアポトーシスを誘導する．

### 4) ロイコトキシン

　*A. actinomycetemcomitans* から産生される外毒素で多形核白血球やマクロファージに傷害作用を示す．

## Ⅲ. 宿主因子

## A 局所修飾因子 よくでる

### 1) プラークリテンションファクター（炎症性修飾因子）*

（1）歯石

　歯面に付着したプラークが石灰化し，固形化したもの．歯石自体に病原性はないとされているが，表面構造が粗であるためプラークの温床となる．歯肉縁上歯石と歯肉縁下歯石に分けられる．

*「2) 炎症増悪因子」を含む場合もある．

リスクファクター

| | 形成速度 | 付着力 | 色 | 形成由来 | 好発部位 |
|---|---|---|---|---|---|
| 歯肉縁上歯石 | 速い | 比較的弱い | 黄白色 | 唾液 | 下顎前歯部舌側<br>上顎大臼歯頬側 |
| 歯肉縁下歯石 | 緩徐 | 強固 | 黒褐色，赤褐色 | 滲出液(血清) | 歯周ポケット存在部位 |

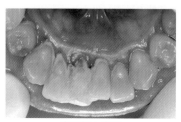

歯肉縁上歯石

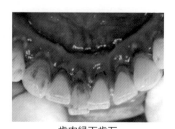

歯肉縁下歯石

> 歯肉縁下歯石も歯肉退縮が起こると肉眼で確認することができる

## (2) 歯列不正

歯列不正には，歯の先天欠如，小児期からの顎顔面の発達の特徴，咬合，嚥下，口唇および舌の力，体癖（就寝時の姿勢など）による歯の移動など多くの因子が複合的に関与する．

（例）叢生，捻転，転位，傾斜，位置異常，フレアーアウト，歯根近接など

## (3) 不適合修復物・補綴装置

不適合な修復物や補綴装置はプラークの付着促進や異常な咬合力を引き起こし歯周組織の破壊を助長する．

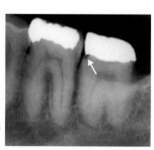

補綴装置に不適合が認められる（矢印）

## (4) 歯の形態異常

　根面溝，口蓋裂溝，エナメル突起，エナメル滴（エナメル真珠）などがある．形態異常が存在する部位や狭い根分岐部への清掃器具の到達は困難となるため，局所的なプラーク蓄積部位となる．

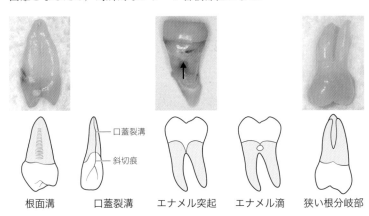

根面溝　　口蓋裂溝　　エナメル突起　　エナメル滴　　狭い根分岐部

口蓋裂溝
斜切痕

## (5) 口腔軟組織の形態異常

　小帯高位付着や口腔前庭狭小などがあり，プラークの停滞を促す．

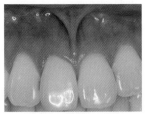

上唇小帯高位付着

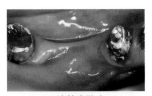

口腔前庭狭小
（第113回歯科医師国家試験）

## (6) 歯頸部・根面齲蝕

## (7) 義歯・矯正装置

### 2）炎症増悪因子

#### （1）食片圧入

　咬合力や舌圧，頬粘膜の圧力により歯間部に食物が押し込まれ，自浄作用により除去されることなく停滞することである．垂直的な場合は歯間部を押し広げることになり**咬合性外傷**を引き起こすことになる．

　原因としては，不良な接触点（位置，接触関係），辺縁隆線のふぞろい，不自然な歯間鼓形空隙，プランジャーカスプ（楔状咬頭）などがある．

　食片圧入が認められる部位には，正常な接触点の回復を促し，場合によっては暫間被覆冠を製作し，症状の改善がはかられたか確認した後に最終補綴装置の製作を行う．

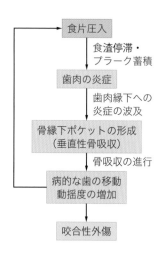

食片圧入
　↓ 食渣停滞・プラーク蓄積
歯肉の炎症
　↓ 歯肉縁下への炎症の波及
骨縁下ポケットの形成（垂直性骨吸収）
　↓ 骨吸収の進行
病的な歯の移動 動揺度の増加
　↓
咬合性外傷

#### （2）口呼吸

　口呼吸により口腔粘膜が乾燥し，組織抵抗力の減弱とプラークの蓄積の増加により，歯肉の炎症症状の増悪を引き起こす．臨床所見として，上顎前歯部唇側歯肉が発赤する**口呼吸線**（ブレージングライン）と口蓋粘膜が肥厚する**堤状隆起（テンションリッジ）**が認められることがある．

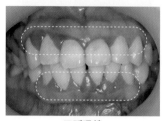

口呼吸線

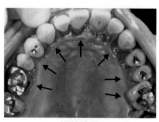

堤状隆起

　原因として，鼻閉鎖などの鼻疾患が存在する場合と上顎前突などによる口唇閉鎖不全が考えられる．

　治療法として，耳鼻科との連携や矯正治療を検討する．睡眠時に口呼吸がみられる場合は，オーラルスクリーンの使用やサージカルテープを用いた口唇閉鎖の補助を行う．また，習慣性口呼吸が存在する場合には，口輪筋などの筋機能療法（MFT）を行う場合もある．

### 3）外傷性修飾因子

（1）外傷性咬合

（2）ブラキシズム（クレンチング，グラインディング，タッピング）

（3）舌・口唇の悪習癖

## B 全身性修飾因子

### 1）ペリオドンタルメディシン　よくでる

　歯周病と全身疾患との因果関係，関連性を解明する学問のこと．

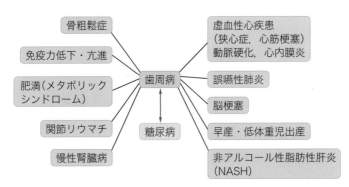

### （1）糖尿病　よくでる

　糖尿病は，インスリンの作用不足により生じる慢性高血糖を主徴とする疾患である．原因として，**インスリンの量的不足**と**インスリン抵抗性**（インスリンは分泌されるがなんらかの原因でその作用が障害されるもの）

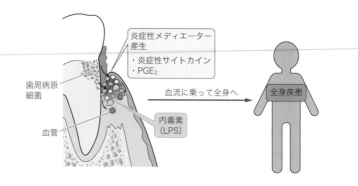

がある．脂肪組織由来生理活性物質（アディポカイン）の中で**腫瘍壊死因子（TNF-α）**は強力な**インスリン抵抗性**を惹起する．

歯周病は，網膜症，腎障害，神経障害，末梢血管障害，大血管障害に続く糖尿病の第6番目の合併症として認識されている．

## 糖尿病患者における歯周病重症化のメカニズム

①微小循環障害による歯周組織の創傷
　治癒遅延や代謝障害

②高血糖に伴うコラーゲンの代謝異常
　や白血球機能の低下

③糖分を栄養源とする歯周病原細菌の
　増加

④最終糖化産物（AGEs）の関与

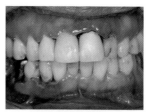

糖尿病関連歯周炎

## 糖尿病患者に対する歯周治療

・糖尿病患者に対する歯周治療は HbA1c が 6.9％未満（NGSP 値），空腹時血糖が 140 mg/dL 未満にコントロールされていれば，歯周外科治療や SPT も含めて通常の歯周治療が可能であるとされている．

・術前および術中の抗菌薬投与が必要となる場合もある．

・糖尿病専門医や内科医と緊密な連携をとるとともに，検査値にも精通しておくことが重要である．

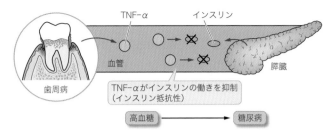

（2）肥満

・肥満，メタボリックシンドロームは，さまざまな炎症性疾患と関連している．

・脂肪組織由来の炎症性サイトカイン（**アディポカイン**）の1つである**TNF-α**は**インスリン抵抗性**を引き起こし，糖尿病になる可能性がある．

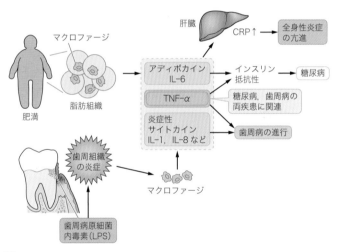

 コラム：メタボリックシンドローム

　メタボリックシンドロームとは，内臓脂肪型肥満に高血圧・高血糖・脂質代謝異常のうち2つ以上を合併した状態．過去の報告では，4mm以上の歯周ポケットを有する者では，肥満やメタボリックシンドロームになりやすいという報告もある．また，歯周治療を行うことによって，血中のLDLコレステロール値，総コレステロール値が減少したという報告もある．

(3) 血管病変

・**アテローム性動脈硬化症**（コレステロールなどの脂質が動脈内膜に粥状に沈着）の部位から歯周病原細菌（*P. gingivalis* など）が検出された.

・歯周病原細菌や菌体成分の刺激や炎症性サイトカイン（IL-1, IL-6, TNF-$\alpha$ など）が血流を通じて血管内皮細胞の傷害に影響する.

・CRP の上昇がアテローム性動脈硬化症の進行を促すと考えられている.

(4) 骨粗鬆症

・歯周炎と同様に骨に変化が生じる疾患である.

・女性患者数が多く（男性の 3 倍）, **エストロゲン**欠乏により, 破骨細胞活性化, リンパ球活性化, 炎症性メディエーター産生の上昇が惹起され, **骨吸収を促進**する.

・治療薬である**ビスホスホネート製剤**やデノスマブ（ヒト型抗 RANKL モノクローナル抗体）製剤による顎骨壊死の報告があり, 注意を要する. これらの薬剤は, メカニズムは異なるが破骨細胞に対する骨吸収抑制の効果を期待した治療薬であり, 類似の顎骨壊死に関与することから, 両者を包括して骨吸収抑制薬関連顎骨壊死（anti-resorptive agents-related osteonecrosis of the jaw：ARONJ）とよばれる.

### 骨粗鬆症患者に対する歯周治療

・内科主治医への対診

・徹底的な口腔衛生管理

・基本的に休薬はせず, 侵襲的治療をできる限り避ける. 抜歯など外科的侵襲が必要な場合は, 術前の抗菌薬投与, 可及的最小限の範囲, 鋭端な骨の整形, 創面の軟組織による完全閉創を行う.

(5) 早産, 低体重児出産

・**早産**は妊娠 24 週以降 37 週未満での出産, **低体重児出産**は新生児の体重が 2,500 g 未満の場合をさす.

・プロスタグランジン, IL-1, IL-8, TNF-$\alpha$ などの炎症性物質による子宮収縮と頸管熟化がそのメカニズムと考えられている.

コラム：骨粗鬆症治療薬による顎骨壊死

> ビスホスホネート（BP）製剤は，破骨細胞の働きを抑制することにより骨吸収を阻害する薬剤で，骨転移を有するがん患者および骨粗鬆症患者の治療に広く用いられている．これらの患者には，抜歯などの侵襲的歯科治療により難治性の顎骨壊死（BP-Related Osteonecrosis of the Jaw：BRONJ）が発生する可能性が報告されている．BRONJ への対応としては，局所洗浄，抗菌薬投与，腐骨除去・掻爬が必要となる．

リスクファクター

## (6) 誤嚥性肺炎

・原因微生物として，口腔内常在菌であるレンサ球菌やグラム陰性嫌気性菌が認められる．

・歯周病原細菌がサイトカイン（IL-1$\beta$, IL-6, IL-8, TNF-$\alpha$）産生を誘導し，気道粘膜の炎症を引き起こす．

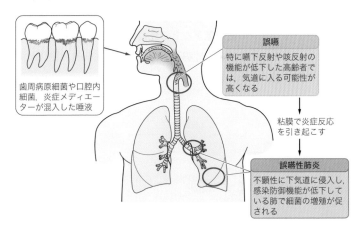

歯周病原細菌や口腔内細菌，炎症メディエーターが混入した唾液

**誤嚥**
特に嚥下反射や咳反射の機能が低下した高齢者では，気道に入る可能性が高くなる

粘膜で炎症反応を引き起こす

**誤嚥性肺炎**
不顕性に下気道に侵入し，感染防御機能が低下している肺で細菌の増殖が促される

## (7) 関節リウマチ

・歯周病と同様に骨破壊を伴う炎症性疾患であり，炎症性サイトカインや破骨細胞の関与など共通の病態をもつ．

・IL-1, IL-6, TNF-$\alpha$ などの炎症性サイトカインや PGE$_2$ が関与している．

・IL-1 遺伝子や喫煙が共通リスク因子である．

(8) 慢性腎臓病（chronic kidney disease：CKD）

・腎臓は体内ネットワークの要となる臓器である．腎障害により易感染性に傾き，歯周病の進行と関連する．

・骨ミネラルの代謝異常が生じ，骨量低下につながる．

# Ⅳ. 環境因子

## A 喫煙 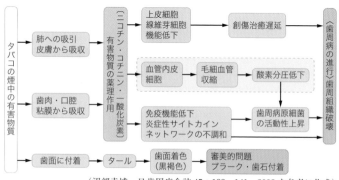 よくでる

喫煙者のアタッチメントロスに対するリスクは非喫煙者と比べて2〜7倍ほど大きいことが示されている．喫煙は，**末梢血管の収縮**や**血流の低下**を引き起こす．よって喫煙者の歯周ポケットでは慢性的な低酸素状態が生じ，歯周病原細菌の定着や増殖が歯周ポケット内で促進すると考えられる．**好中球の走化能・貪食能の低下**，血清中の免疫グロブリン量の低下，マクロファージの活性低下などの**免疫機能低下**，炎症性サイトカインの産生促進など喫煙によって引き起こされる宿主応答の変化が歯周病の増悪に関与する．

（沼部幸博，日歯周病会誌 45：133〜141，2003 を参考に作成）

喫煙者の歯周病患者の口腔内の特徴

・歯面への色素沈着

・歯肉の線維性肥厚

・深い歯周ポケット（特に**上下顎前歯部**
　と**上顎口蓋部**）

・プラークや歯石沈着量に比較して歯周
　組織破壊の程度が大きい

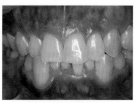

喫煙者の口腔内

・高度の歯槽骨吸収と歯肉退縮

・歯周治療への反応が悪い

・歯周組織の炎症症状の抑制（BOP 少ない）

> 実際の炎症状態がマスキングされる可能性がある！

・歯肉のメラニン色素沈着➡歯肉の炎症の兆候がわかりにくい

## B 栄養状態

　栄養状態の不良は免疫機能の低下を引き起こし，また栄養バランスの
とれた食事は生活習慣病の予防に必要であることから，栄養状態は歯周
病の予防または進行に関係していると考えられる．特に**ビタミンC**は歯
周組織の重要な構成要素であるコラーゲン線維の合成・代謝にかかわり，
抗酸化作用，抗ヒスタミン作用，好中球の走化能・貪食能などを促進する．

## C ストレス

　長期間の慢性的なストレス刺激によって過剰に分泌されたコルチゾー
ルやカテコールアミンが，免疫系，炎症系に影響を与え，その結果とし
て歯周病の増悪が惹起されると考えられている．また，ストレス刺激に
よる日常行動パターンの変化によって，糖尿病などの生活習慣病の悪化，
口腔衛生状態の悪化，喫煙などを引き起こし，口腔衛生管理状態の悪化
やブラキシズムが生じ，歯周病の進行に影響を与える可能性がある．

リスクファクター

# Chapter 4

# 歯周病の検査

> **Check Point**
> ・歯周組織検査の目的と方法について説明できる.
> ・エックス線検査から得られる情報について説明できる.
> ・歯周病に関する指数や疫学について説明できる.

## I. 歯周組織検査

### A プロービングデプス (probing depth：PD), プロービングポケットデプス (probing pocket depth：PPD)

　歯周プローブによるプロービングにより, 歯周病の有無, 組織の破壊程度を知ることができる. 病態の把握と治癒の程度を確認するうえで必須な検査である.

　プロービングの挿入圧は $20 \sim 25\,g$ 程度であり, プロービング値は歯肉辺縁からポケット底までを測定する.

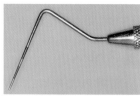

歯周プローブ(カラープローブ)

### B プロービング時の出血 🎯よくでる (bleeding on probing：BOP)

　プロービング時の歯周ポケットからの出血を表す. これにより, ポケット内壁やポケット底部に活動性の炎症が起きていることの判断基準になる.

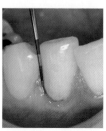

プロービング時の出血

## C 臨床的アタッチメントレベル よくでる
### （臨床的付着レベル，clinical attachment level：CAL）

　歯周組織の破壊程度や歯周治療による改善程度を知ることができ，セメント‐エナメル境（CEJ）からポケット底までの距離で表す．歯周プローブで測定した距離を臨床的アタッチメントレベル（CAL）という．

　臨床ではカラープローブを用いて直接測定する方法と，歯肉退縮量とプロービングデプスの値を合計して表す方法がある．

検査

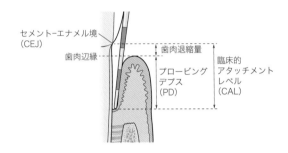

 コラム：CAL，PD，歯肉退縮量と歯周組織の破壊程度

　A，B，Cのアタッチメントレベル（CAL）はいずれも8mmである．したがって歯周組織の破壊程度はすべて同程度である．PDや歯肉退縮量のみでその程度の判断はできないことを理解しよう．

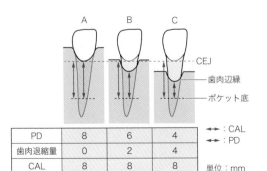

| | A | B | C |
| --- | --- | --- | --- |
| PD | 8 | 6 | 4 |
| 歯肉退縮量 | 0 | 2 | 4 |
| CAL | 8 | 8 | 8 |

←→：CAL
←→：PD
単位：mm

**D** 角化歯肉幅，付着歯肉幅  よくでる

①**角化歯肉幅**：辺縁歯肉から歯肉歯槽粘膜境（MGJ）までの距離

②**付着歯肉幅**：角化歯肉幅から PD を差し引いた長さ

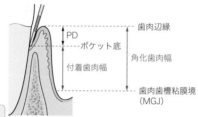

検査

角化歯肉幅 5 mm，
PD 3 mm とすると…

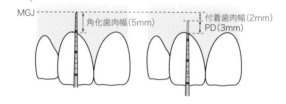

付着歯肉幅＝角化歯肉幅－PD＝5－3＝2（mm）

 コラム：歯周病学で出てくる"付着"とは……  よくでる
臨床的アタッチメントレベル（CAL）と付着歯肉

臨床的アタッチメントレベルとは，歯周組織の破壊程度を表す指標であり CEJ からポケット底までの距離で表す．術前に比較して術後でアタッチメントレベルの数値が小さくなることをアタッチメントゲイン（付着の獲得）とよぶ．また，付着歯肉とは，歯肉組織の中で歯に付着している部位を示し，角化歯肉幅から PD を差し引いた値で表す．

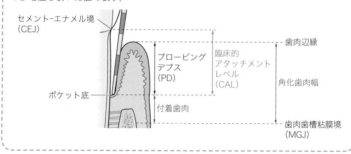

## E 歯の動揺

　歯周組織の破壊程度を，歯の動く方向や移動量から評価する方法である．歯の動揺は歯の周囲の炎症や歯槽骨破壊程度と関連して増加する．測定はピンセットやデンタルミラーの後端を用いて行う．

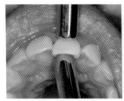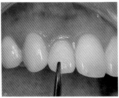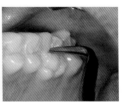

歯の動揺度の判定基準（Miller の判定基準）*

| 0度 | 生理的動揺の範囲（0.2 mm 以内） |
|---|---|
| 1度 | 唇舌方向にわずかに動揺するもの（0.2〜1 mm 以内） |
| 2度 | 唇舌方向に中等度に（1〜2 mm 以内），近遠心方向にわずかに動揺するもの |
| 3度 | 唇舌方向（2 mm 以上），近遠心方向だけでなく，歯軸方向にも動揺するもの |

*原法（1938）とは異なる

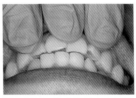

フレミタス

　機能時の動揺は唇・頰側面に指の腹を当て，前方および側方運動させたときに指先に伝わる振動（**フレミタス**）で確認する．

## F 根分岐部病変の検査 🎯よくでる

　複根歯に存在する根分岐部に対して水平的な歯周組織の破壊程度を把握するためにファーケーションプローブを用いて行う．

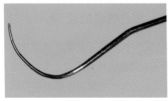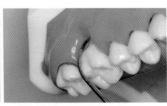

ファーケーションプローブ（ネイバーズ Q2N）

### 1）Lindhe と Nyman の分類

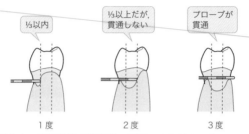

1度：水平方向の歯周組織破壊が歯の幅径の 1/3 以内のもの.
2度：水平方向の歯周組織破壊が歯の幅径の 1/3 を超えるが，根分岐部を歯周プローブが通過しないもの.
3度：完全に根分岐部の付着が破壊され，頬舌的あるいは近遠心的に歯周プローブが貫通するもの.

### 2）Glickman の分類

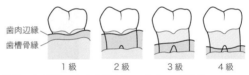

1級：根分岐部の歯根膜に病変が限局しており，肉眼的，エックス線画像的に骨吸収を認めないもの.
2級：根分岐部の一部に歯槽骨の破壊と吸収が認められるが，歯周プローブを挿入しても根分岐部を貫通しないもの.
3級：根分岐部直下の骨が吸収し，頬舌的あるいは近遠心的に歯周プローブが貫通するが，根分岐部は歯肉で覆われているもの.
4級：根分岐部が口腔内に露出しており，歯周プローブが貫通するもの.

## Ⅱ．エックス線検査

### A 水平性骨吸収，垂直性骨吸収，混合性骨吸収　よくでる

　隣接する 2 歯の CEJ を結んだ線と，骨吸収状態（歯槽骨頂のライン）が平行であれば**水平性骨吸収**，角度があれば**垂直性骨吸収**となる．また，垂直性骨吸収と水平性骨吸収が合併しているものを**混合性骨吸収**という．

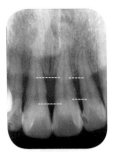

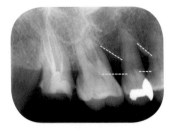

水平性骨吸収 垂直性骨吸収

## 骨欠損の分類

歯槽骨の吸収状態はプロービング，ボーンサウンディング，エックス線画像などから総合的に判断するが，骨欠損を囲む残存骨壁数に基づいた歯槽骨欠損の分類がある．

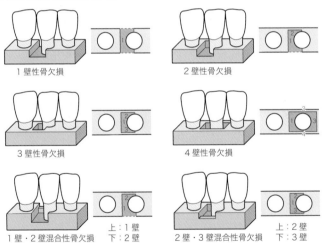

1壁性骨欠損　　　　　　　　　　2壁性骨欠損

3壁性骨欠損　　　　　　　　　　4壁性骨欠損

1壁・2壁混合性骨欠損　　上：1壁　　2壁・3壁混合性骨欠損　　上：2壁
　　　　　　　　　　　　下：2壁　　　　　　　　　　　　　　下：3壁

・歯周組織再生療法の適応症になるのは，骨壁が多く残存している2壁性，3壁性もしくは2壁・3壁混合性骨欠損である．

・ヘミセプター状骨欠損とは，1壁性骨欠損の1つであり，頬側および舌側の骨壁が吸収しており，近心もしくは遠心のどちらか1壁が残存している状態である．

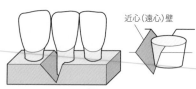

近心（遠心）壁

ヘミセプター状骨欠損

## B 歯根膜腔の拡大 よくでる

咬合性外傷がある歯のエックス線画像で認められる所見である.

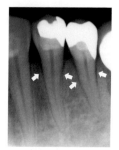

歯根膜腔の拡大

## C 歯冠歯根比

解剖学的歯冠歯根比はセメント-エナメル境（CEJ）を，臨床的歯冠歯根比は歯槽骨頂を基準として歯冠と歯根の比率を求める.

解剖学的歯冠歯根比は変化しないが，臨床的歯冠歯根比は歯周炎の進行や骨外科手術，歯の矯正的挺出を行うことによって変化する.

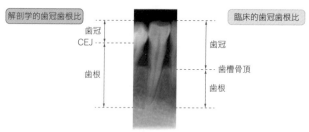

解剖学的歯冠歯根比と臨床的歯冠歯根比

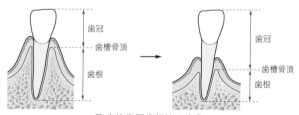

臨床的歯冠歯根比の変化

# Ⅲ. その他の検査

## A 打診

　歯周炎罹患歯において水平打診や垂直打診により疼痛や違和感が認められることがある.

　根尖部周囲に炎症がある場合は**垂直打診**に, 歯根膜に炎症がある場合は**水平打診**に反応することが多い.

## B 細菌検査

　患者の歯肉縁下プラークや唾液をサンプルとして採取し, 歯周病原細菌(red complex や *A.a.* など)を調べる. ポリメラーゼ連鎖反応法(polymerase chain reaction：PCR 法)に代表される遺伝子増幅法が応用されている. チェアサイドで簡便に行える方法として酵素活性判定法がある.

|  | 利点 | 欠点 |
|---|---|---|
| 細菌培養法 | ・ゴールドスタンダード<br>・広域スペクトルでの検出ができる<br>・抗生物質の感受性と耐性テストが可能 | ・費用がかかる<br>・時間がかかる<br>・生菌のみ検出可能 |
| PCR 法 | ・特定の細菌を検出<br>・迅速<br>・検出感度が最も高い<br>・細菌の生死に関係なく検出可能<br>・再現性がある | ・ラボでの作業が必要<br>・増幅器などの設備が必要 |
| 酵素活性<br>判定法 | ・簡便<br>・迅速<br>・安価<br>・チェアサイドで可能 | ・個々の細菌種の同定はできない |

## C 生体反応に対する検査：抗体価検査

　歯周病原細菌が歯周組織に感染すると, 免疫反応の終盤には形質細胞によって免疫グロブリン G (IgG) が産生される. IgG は一般的に抗体として知られており, 血中の歯周病原細菌に対する IgG 量を測定する血清 IgG 抗体価検査は, 歯周病原細菌の感染度を判定する 1 つの指標として用いられている.

検査

| 評価内容 | 名称と概要 | 対象歯 / 歯面 |
|---|---|---|
| | **口腔衛生指数**（1960）<br>（oral hygiene index：OHI）<br>・プラークや歯石沈着の広がりを判定<br>・口腔衛生状態について，大規模な集団を短時間でスクリーニングする場合に適している． | ・全歯を6ブロックに分け，それぞれの中で最も付着量の多い部位の値を各ブロックの代表値とする.<br><br>（7-4）｜（3-3）｜（4-7）<br>（7-4）｜（3-3）｜（4-7） |
| プラークや歯石の付着状況<br>口腔清掃状態の評価 | | |
| | **簡易型口腔衛生指数**（1964）<br>（oral hygiene index-simplified：OHI-S）<br>・OHI の簡易版 | ・$\dfrac{61｜6}{｜1}$ の唇側面，頬側面および $\overline{6｜6}$ の舌側面 |

| 判定方法 | スコア算出法 |
|---|---|
| ・歯面を 1/3 ずつに区分し，0〜3 の評価を与える． | |
| **歯垢指数** (debris index：DI)<br>0：プラークや着色物の付着なし<br>1：プラークが歯面の 1/3 未満に付着または着色物が付着<br>2：プラークが歯面の 1/3〜2/3 未満に付着<br>3：プラークが歯面の 2/3 以上に付着<br> | 歯垢指数 (DI)<br>$= \dfrac{\text{各ブロックごとの唇・頬側と舌側の2歯面について評価した最高値の合計}}{\text{ブロック数}}$ |
| **歯石指数** (calculus index：CI)<br>0：歯石の付着なし<br>1：歯肉縁上歯石が歯面の 1/3 未満に付着<br>2：歯肉縁上歯石が歯面の 1/3 以上 2/3 未満に付着，または歯肉縁下歯石が点状に付着<br>3：歯肉縁上歯石が歯面の 2/3 以上に付着，または歯肉縁下歯石が帯状に付着<br> | 歯石指数 (CI)<br>$= \dfrac{\text{各ブロックの唇・頬側と舌側の2歯面について評価した最高値の合計}}{\text{ブロック数}}$<br><br>OHI＝歯垢指数 (DI)＋歯石指数 (CI)<br>OHI の最高値 12，最低値 0 |
| ・判定方法は DI，CI と同様 | 歯垢指数 $(\text{DI-S}) = \dfrac{\text{歯垢指数の合計}}{\text{被験歯面数}}$<br>歯石指数 $(\text{CI-S}) = \dfrac{\text{歯石指数の合計}}{\text{被験歯面数}}$<br><br>OHI-S＝歯垢指数 (DI-S)＋歯石指数 (CI-S)<br>OHI-S の最高値 6，最低値 0 |

検査

44

| 評価内容 | 名称と概要 | 対象歯／歯面 |
|---|---|---|
| | **プラーク指数**（1964）<br>（plaque index：PlI）<br>・プラークの沈着量を評価<br>・歯肉炎との相関が高い | ・全歯（1967）または対象歯<br>$\frac{6\ 2\ \mid\ 4}{4\ \mid\ 2\ 6}$ の6歯（1964）<br>・各歯の歯頸部を近心・遠心・頬側・舌側に分けて判定する.<br>・近年の研究では $\frac{6\ \mid\ 14}{41\ \mid\ 6}$（Ramfjörd の6歯）を用いる. |
| プラークや歯石の付着状況<br><br>口腔清掃状態の評価 | **O'Leary のプラークコントロールレコード**（1972）<br>（plaque control record：PCR）<br>・プラークの染め出しを行い，歯頸部付近のプラーク沈着のみを評価する. | ・現在歯すべて<br>・各歯を近心面，遠心面，頬側面，舌側面の4面に分ける. |
| 歯周組織の炎症の程度や広がり<br><br>歯肉の炎症の評価 | **歯肉炎指数**（1963，1967）<br>（gingival index：GI）<br>・視診とプロービングによる触診を併用し，歯肉の炎症の程度を表す. | ・全歯（1967）または対象歯<br>$\frac{6\ 2\ \mid\ 4}{4\ \mid\ 2\ 6}$ の6歯（1963）<br>・1歯を4歯面に分ける. |

検査

| 判定方法 | スコア算出法 |
|---|---|
| 0：プラークは認められない<br>1：プラークは肉眼的には認められないが，プローブで擦過すると認められる<br>2：プラークが視認できる<br>3：プラークが大量に認められる<br>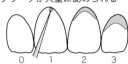<br>　　0　　1　　2　　3 | $$PlI = \frac{被験歯面における 0〜3 の評価値の合計}{被験歯の全歯面数}$$ |
| ・歯垢染色液でプラークを染め出し，歯頸部付近のプラーク沈着量を調べる.<br>・1口腔単位で算出し，被験歯面に対するプラーク付着歯面の割合(%)で表す.<br>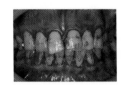 | $$PCR\,(\%) = \frac{プラーク付着歯面数}{被験歯数 \times 4\,(被験歯面数)} \times 100\,(\%)$$<br>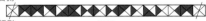<br>$$PCR(\%) = \frac{50}{28 \times 4} \times 100 = 44.6\%$$ |
| 0：炎症は認められない<br>1：軽度の炎症．わずかな色調の変化，プロービング後の出血はなし<br>2：中等度の炎症．発赤・腫脹がみられる．プロービング後の出血あり<br>3：高度の炎症．著明な発赤・腫脹，自然出血の傾向あり．潰瘍形成あり．<br>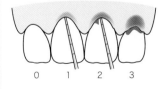<br>　　0　　1　　2　　3 | $$各歯の GI = \frac{4 歯面の評価値の合計}{4}$$<br>$$個人の GI = \frac{各歯の GI の合計}{被験歯数}$$<br>$$集団の GI = \frac{個人の GI の合計}{被験者数}$$ |

検査

検査

| 評価内容 | 名称と概要 | 対象歯／歯面 |
|---|---|---|
| 歯周組織の炎症の程度や広がり<br><br>歯肉の炎症の評価 | **歯肉溝出血指数**(1971)<br>(sulcus bleeding index:SBI)<br>・歯肉溝もしくは歯周ポケットにプローブを軽く挿入し,30秒後の出血の有無と歯肉の視診により判定. | ・現在歯すべて<br>・1歯4部位(近心,遠心,頬側,舌側) |
| | **歯肉出血指数**(1975)<br>(gingival bleeding index:GBI)<br>・歯周ポケット底部の炎症の有無を判定. | ・現在歯すべて |
| | **PMA指数**(1948) | ・$\frac{3+3}{3+3}$(唇側)または$\frac{7+7}{7+7}$(唇頬側)<br>・歯肉を乳頭(P),辺縁歯肉(M),付着歯肉(A)の3つに分ける. |
| 集団における歯周病の実態を把握<br><br>歯周病の罹患程度の評価 | **地域歯周病指数**<br>(community periodontal index:CPI)<br>・1982年に大規模集団における歯周治療の必要性を知るためにCPITNとして考案され,1997年に治療必要度(TN)が除外され,CPIとなった.2013年に改定された.<br>・簡便性,再現性,分析性に優れ,スクリーニングに使用される.<br>・CPIプローブを用いる. | ・現在歯すべて(2013) |

| 判定方法 | スコア算出法 |
|---|---|
| 0：出血（−），健康歯肉<br>1：プロービング時出血（＋），<br>　　歯肉の色調，形態変化（−）<br>2：プロービング時出血（＋），<br>　　発赤（＋）<br>3：プロービング時出血（＋），<br>　　発赤と軽度腫脹（＋）<br>4：プロービング時出血（＋），<br>　　発赤と顕著な腫脹（＋）<br>5：自然出血（＋），<br>　　発赤と著明な腫脹（＋） | SBI＝評価値の合計/被験歯数 ×4 |
| SBIと同様の操作で10秒以内の出血の有無を記録し，出血部位数の割合（％）で表す． | GBI（％）＝出血した部位数/全測定部位数 |
| 視診にて歯肉の炎症が認められればそれぞれの部位に1，認められなければ0とし，その合計で歯肉の炎症の広がりを表す．<br><br> | 個人のPMA指数＝対象歯の点数の合計<br><br>集団のPMA指数＝$\dfrac{\text{個人のPMA指数の合計}}{\text{被験者数}}$ |

口腔6分割法では各分画法におけるコードの最も重症のコードをもって表す．

community periodontal index：CPI（2013）

CPIプローブ

11.5mm
8.5mm
5.5mm
3.5mm
0.5mm

| 歯肉出血スコア | ポケットスコア |
|---|---|
| 0：出血なし<br>1：出血あり<br>9：測定不能歯<br>X：欠損歯 | 0：ポケットなし<br>1：4〜5mmのポケット<br>2：6mm以上のポケット<br>9：測定不能歯<br>X：欠損歯 |

| アタッチメントロス | |
|---|---|
| 0：0〜3mm（CEJが黒バンドの下に位置する）<br>1：4〜5mm（CEJが黒バンド部に位置する）<br>2：6〜8mm（CEJが黒バンドの上端から8.5mmのリングの間までに位置する）<br>3：9〜11mm（CEJが8.5mmと11.5mmのリングの間に位置する）<br>4：12mm以上（CEJが11.5mmのリングより上に位置する） | |

コラム：限局的に深いポケットの原因：解剖学的要因，歯根破折，歯周-歯内病変

　歯周組織検査としてプロービング検査を行っていると限局的に深いポケットに遭遇することがある．原因としては，エナメル突起や根面溝（→ p.25 参照）などの解剖学的要因や歯根破折，歯周 - 歯内病変などが考えられる．実際の臨床では，エックス線検査なども参考にして総合的に判断し診断する．

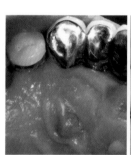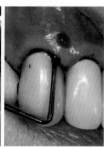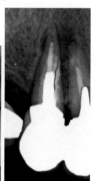

歯根破折（第 115 回歯科医師国家試験）

コラム：歯周炎症表面積（PISA）の応用

　歯周病の炎症範囲の面積を定量的に評価できる指標として，歯周炎症表面積（periodontal inflamed surface area：PISA）が 2008 年に発表された．臨床的アタッチメントレベル（CAL）もしくはプロービングデプス（PD）を用いて算出され，中等度歯周炎患者では 2,000〜3,000 mm$^2$ 程度の PISA となる（約 5×5 cm で手のひらに相当する面積）．

1 辺 5 cm
（約 2,500 mm$^2$）

# Chapter 5

# 歯周病の分類と診断

**Check Point**
・歯周病の分類について説明できる.
・歯周病の診断について説明できる.

## Ⅰ. 歯周病の分類

　歯周病の分類は，2006年の日本歯周病学会の分類を参考とする．特徴として，分類体系を2段階とし，一次分類としては病態あるいは治療の対象となる症状を中心に病名をⅠ〜Ⅶの大分類で構成し，それぞれ中分類（1〜3）を設けた．小分類は疾患の範囲による分類とし，広汎型あるいは限局型に分けた．また，歯肉病変（大分類Ⅰ）および歯周炎（大分類Ⅱ）については，病原因子あるいはリスクファクターに基づいた二次分類を行った.

 コラム：2018年の新分類

　歯周病の新分類について2017年の秋に世界的権威のある歯周病専門医を集めてワークショップが行われ，最新のエビデンスに基づく世界基準の分類を作成し1999年以来の大幅なアップデートが行われた．新分類は，①健康な歯周組織と歯肉病変，②歯周炎，③歯周組織に影響を与える因子，④インプラント周囲疾患の4つのカテゴリーに分類されている．また，歯周炎については Stage（重症度，範囲，管理の複雑性）と Grade（進行度）で分類することとなった.
　さらに，生物学的幅径（→ p.7 参照）という用語は，骨縁上組織付着（supracrestal tissue attachment）に置き換えられた.

| 病態による分類 | 病原因子（リスクファクター）による分類 | 備考 |
|---|---|---|
| Ⅰ．歯肉病変 Gingival lesions<br> 1．プラーク性歯肉炎<br> Plaque-induced gingivitis | 1）プラーク単独性歯肉炎<br> Gingivitis induced by dental plaque only<br>2）全身因子関連歯肉炎<br> Gingivitis modified by systemic conditions<br>3）栄養障害関連歯肉炎<br> Gingivitis modified by malnutrition | 表① |
| 　2．非プラーク性歯肉病変<br> Non plaque-induced gingival lesions | 1）プラーク細菌以外の感染による歯肉病変<br> Gingival lesions induced by other infections<br>2）粘膜皮膚病変<br> Mucocutaneous disorders<br>3）アレルギー性歯肉病変<br> Allergic reactions<br>4）外傷性歯肉病変<br> Traumatic lesions of gingiva | 表② |
| 　3．歯肉増殖<br> Gingival overgrowth | 1）薬物性歯肉増殖症<br> Drug-induced gingival overgrowth<br>2）遺伝性歯肉線維腫症<br> Hereditary gingival fibromatosis | |
| Ⅱ．歯周炎 Periodontitis<br> 1．慢性歯周炎<br> Chronic periodontitis<br> 2．侵襲性歯周炎<br> Aggressive periodontitis<br> 3．遺伝疾患に伴う歯周炎<br> Periodontitis associated with genetic disorders | 1）全身疾患関連歯周炎<br> Periodontitis associated with systemic diseases<br>2）喫煙関連歯周炎<br> Periodontitis associated with smoking<br>3）その他のリスクファクターが関連する歯周炎<br> Periodontitis associated with other risk factors | 表③<br><br><br><br><br>表④ |

Ⅲ．壊死性歯周疾患 Necrotizing periodontal diseases
　　1．壊死性潰瘍性歯肉炎
　　　Necrotizing ulcerative gingivitis
　　2．壊死性潰瘍性歯周炎
　　　Necrotizing ulcerative periodontitis

Ⅳ．歯周組織の膿瘍 Abscesses of periodontium
　　1．歯肉膿瘍
　　　Gingival abscess
　　2．歯周膿瘍
　　　Periodontal abscess

診断

Ⅴ．歯周 - 歯内病変 Combined periodontic-endodontic lesions

Ⅵ．歯肉退縮 Gingival recession

Ⅶ．咬合性外傷 Occlusal trauma
 1．一次性咬合性外傷
  Primary occlusal trauma
 2．二次性咬合性外傷
  Secondary occlusal trauma

診断

表①

1）プラーク単独性歯肉炎
2）全身因子関連歯肉炎
 ① 思春期関連歯肉炎
 ② 月経周期関連歯肉炎
 ③ 妊娠関連歯肉炎
 ④ 糖尿病関連歯肉炎
 ⑤ 白血病関連歯肉炎
 ⑥ その他の全身状態が関連する歯肉炎
3）栄養障害関連歯肉炎
 ① アスコルビン酸欠乏性歯肉炎
 ② その他の栄養不良が関連する歯肉炎

表②

1）プラーク細菌以外の感染による歯肉病変
 ① 特殊な細菌感染によるもの
 ② ウイルス感染によるもの
 ③ 真菌感染によるもの
2）粘膜皮膚病変
 ① 扁平苔癬
 ② 類天疱瘡
 ③ 尋常性天疱瘡
 ④ エリテマトーデス
 ⑤ その他
3）アレルギー反応
4）外傷性病変

表③

1）全身疾患関連歯周炎
 ① 白血病
 ② 糖尿病
 ③ 骨粗鬆症，骨減少症
 ④ AIDS
 ⑤ 後天性好中球減少症
 ⑥ その他
2）喫煙関連歯周炎
3）その他のリスクファクターが関連する歯周炎

表④

1）家族性周期性好中球減少症
2）Down 症候群
3）白血球接着能不全症候群
4）Papillon-Lefèvre 症候群
5）Chédiak-Higashi 症候群
6）組織球症症候群
7）小児遺伝性無顆粒球症
8）グリコーゲン代謝疾患
9）Cohen 症候群
10）Ehlers-Danlos 症候群（Ⅳ・Ⅷ型）
11）低ホスファターゼ症
12）その他

## Ⅱ．歯肉病変

特徴として，中分類でプラーク性歯肉炎，非プラーク性歯肉炎，歯肉増殖の3つにさらに分類される．プラーク性歯肉炎は，プラーク（細菌）により誘発される歯肉炎を，非プラーク性歯肉炎はプラークを原因としない歯肉に限局した病変をいう．歯肉増殖は歯肉の線維性増殖を特徴とする疾患で，歯肉線維腫症と薬物性歯肉増殖症がこれに分類される．

### A プラーク性歯肉炎

#### 1）プラーク単独性歯肉炎

歯肉辺縁に存在するプラークによって発症する炎症である．臨床所見としては歯肉の発赤，浮腫，出血，腫脹，疼痛などがみられる．しかし，エックス線画像所見やアタッチメントレベルにおける支持組織の喪失はない．

#### 2）全身因子関連歯肉炎

（1）妊娠関連歯肉炎

妊娠期に発症する歯肉炎であり，重度になると歯肉増殖症と類似した臨床所見を示す．

薬物の服用はなく，問診などにより妊娠という事実把握により鑑別できる．

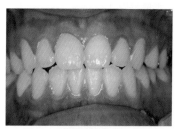

妊娠性歯肉炎
（第108回歯科医師国家試験）

（2）糖尿病関連歯肉炎 ●よくでる

糖尿病のコントロールおよびプラークコントロールが不良な患者では，著明な歯肉の炎症を認める．歯肉は発赤・腫脹し，自然出血，排膿の他，歯周膿瘍を繰り返す．

治療法としては，一般的な歯周基本治療であるプラークコントロールの徹底，スケーリング・ルートプレーニングを行うことで改善を試みる．

(3) 白血病関連歯肉炎

　白血病の中で急性，亜急性単球性白血病や骨髄性白血病の患者に主にみられる歯肉病変である．歯肉は赤味を帯び腫脹し，歯冠部を覆うこともある．口臭や灼熱感を認め，歯肉上皮は偽膜を呈し，次第に歯間部歯肉から辺縁歯肉が壊死する．歯肉は徐々に蒼白になり，疼痛および自然出血を伴う．重症例では壊死性潰瘍性歯肉炎（→ p.58 参照）との鑑別が必要である．

　全身的には悪寒，全身倦怠，顎下リンパ節の腫脹が顕著に認められる．

### 3) 栄養障害関連歯肉炎

　アスコルビン酸（ビタミンC）欠乏により壊血病（皮膚や歯肉からの出血，貧血，衰弱の症状）が起こることが知られている（アスコルビン酸欠乏性歯肉炎）．

診断

## B 非プラーク性歯肉炎

　通常のプラーク性疾患と異なり，皮膚科的要素を多く含んでいるため，口腔外科臨床を含めた包括的な検査を行い，患者の全身状態を把握しながら診断をしていく，いわゆるオーラルメディシンの観点が必要となる．

### 1) 急性ヘルペス性歯肉口内炎

　単純ヘルペスウイルス（HSV）1型感染症として知られる．小児期に初発し感染後1週間の潜伏期を有する．全身倦怠感と発熱があり，歯肉，頬粘膜，舌に小水疱が観察され，自潰するとびらんが形成され痛みを伴う．小児期の感染では，痛みにより食事や水分補給が困難となることから補液や輸液を含めた栄養補給を第一に考える．成人では，抗菌薬の投与と口腔衛生管理の徹底を促す．

### 2) 剥離性歯肉炎

　歯肉に剥離性びらんや浮腫性紅斑，小水疱を生じる歯肉病変．女性に多く，唇・頬側の歯肉に発症しやすい．刺激痛や接触痛を伴い，対症療法が主体となる．次に示す疾患の一症状である．

## (1) 扁平苔癬

　日常臨床で遭遇する機会の多い皮膚・粘膜疾患で歯肉にも頻発する．通常両側性に発症し，摂食やブラッシング時の剝離性歯肉炎の病態として認める．臨床的に斑状や網状を呈する．プラークコントロールが症状の減退や QOL の向上に重要である．

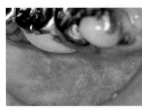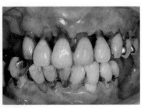

扁平苔癬

## (2) 尋常性天疱瘡

　皮膚・粘膜の自己免疫性水疱疾患であり，その約半数が口腔粘膜に初発する．上皮内水疱形成を特徴とする．歯肉病変は遊離歯肉と付着歯肉における剝離性もしくは水疱性の病態を示し，初期には広範に紅斑やびらんが認められる．Nicolsky 現象（歯肉基底膜からの上皮離開による剝離性病変）が認められる．

## (3) 類天疱瘡

　口腔内のあらゆる部位に発症するが，歯肉の主徴候は剝離性病変であり高度のびらんを生じる．慢性の水疱性疾患である．関連症候として眼症状がある．

## 3) エリテマトーデス

　発熱，全身倦怠感など全身的炎症と関節，皮膚，内臓の障害が起こる自己免疫疾患である．口腔粘膜には紅斑や潰瘍がみられる．

### 4）アレルギー性歯肉病変

歯科材料や歯磨剤，洗口液，食品などによるⅣ型アレルギー反応である．臨床像として発赤，ときに苔癬様病変として認められる．

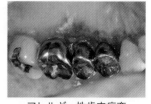

アレルギー性歯肉病変

### 5）外傷性歯肉炎

・不適切なブラッシングによる擦過傷や歯肉潰瘍
・化学物質（クロルヘキシジン，アセチルサリチル酸，過酸化水素，歯磨剤成分など）による粘膜のびらん
・温熱傷害：粘膜火傷によって粘膜の剝離，紅斑，水疱形成がみられる．

## C 歯肉増殖

歯肉組織のコラーゲン線維の過剰増生による歯肉肥大である．プラークコントロールを徹底することで，発症や再発をある程度コントロールすることができる．

### 1）薬物性歯肉増殖症：増殖性歯肉炎，歯肉線維の増加　よくでる

原因 ◀ 原因となる薬物

・**フェニトイン**（抗てんかん薬・ヒダントイン系薬）
・**ニフェジピン**（降圧薬・カルシウム拮抗薬）
・**シクロスポリンA**（免疫抑制薬・カルシニューリン阻害薬）　など

治療法

まず歯周基本治療を行い，プラークコントロールの徹底をはかる．内科主治医へ服用薬剤の変更についても対診を行う．その後に歯肉増殖の程度により歯周外科治療を選択する．

アタッチメントロスが認められない場合は，歯肉切除術，歯周炎に罹患しておりアタッチメントロスが認められる場合は，フラップ手術が適応となる．

診断

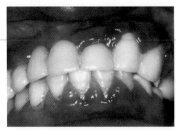

フェニトイン服用による歯肉増殖症
（第105回歯科医師国家試験）

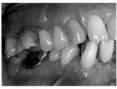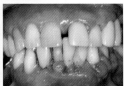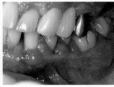

カルシウム拮抗薬服用による歯肉増殖症

診断

### 2）歯肉線維腫症

　**遺伝性歯肉線維腫症**と原因不明の**特発性歯肉線維腫症**がある．歯肉辺縁，歯間乳頭，さらに付着歯肉に及ぶ歯肉増殖や腫脹を認める非常にまれな疾患である．

　発症は乳幼児〜小児期で，上下顎の頬舌側に腫脹がみられるが抜歯後には消退する．常染色体劣性または常染色体優性と遺伝的な傾向を示すという報告もある．

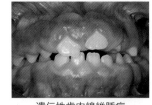

遺伝性歯肉線維腫症

#### 原因

　病因として，主に遺伝的背景があげられるが，プラークが歯肉増殖の発症や治療後の再発を誘発することも知られている．

#### 治療法

　基本的な治療法は，歯周基本治療後にアタッチメントロスが認められない場合は歯肉切除術，アタッチメントロスが認められる場合はフラップ手術が適応となる．術後の再発に対しては良好な口腔衛生状態を維持することと，場合によっては再発部位への外科処置が不可欠となる．

# Ⅲ. 歯周炎

　上皮付着の破壊により深部歯周組織に炎症が波及し，付着の喪失（**ア　タッチメントロス**）や歯槽骨吸収を生じた疾患である．

## A 慢性歯周炎

・歯周病原細菌によって生じるアタッチメントロスおよび歯槽骨吸収を伴う慢性炎症性疾患である．

・発症時期は 35 歳以降であることが多い．

・症状としては，歯周ポケット形成，排膿，出血，歯槽骨吸収および歯の動揺を認める．

・慢性に経過するが，宿主側の組織抵抗力が低下したときに急性化する．

## B 侵襲性歯周炎　よくでる

・全身的に健康であるが，**急速な歯周組織破壊**（歯槽骨吸収，アタッチメントロス），**家族内集積性**を認める歯周炎である．

・一般的には細菌性プラーク付着量は少なく，年齢は 10〜30 歳代が多い．

・患者によっては，***A. actinomycetemcomitans*** の存在比率が高く，生体防御機能や免疫応答の異常が認められるなどの二次的な特徴がある．

・日本における本疾患の罹患率は 0.05〜0.1％とされている．

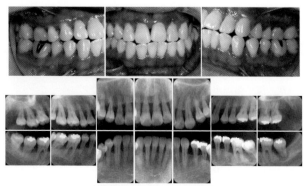

侵襲性歯周炎（29 歳，女性）

## Ⅳ. 壊死性潰瘍性歯肉炎・歯周炎 よくでる

　歯肉の**偽膜形成**（灰白色）や出血，**疼痛**，**発熱**，リンパ節の腫脹，**口臭**，全身倦怠感などの症状を伴う．急性と慢性に区別される．

### 原因

　不良な口腔衛生状態（**紡錘菌**や**スピロヘータ**，*P. intermedia* などとの関連が示されている），ストレス，喫煙および免疫不全などが考えられる．

　HIV 感染患者の口腔内所見としてみられることもある．

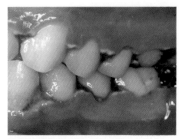

壊死性潰瘍性歯肉炎（23 歳，男性）
（第 113 回歯科医師国家試験）

### 治療法

　初診時は患部の洗浄を行う．また，生活習慣の改善も促す．通常，ブラッシングが困難であるため洗口液の使用を勧め，抗菌薬の局所または全身投与を行う．症状の緩和が認められた時点でブラッシング指導やスケーリングを行っていく．

## Ⅴ. 歯周膿瘍・歯肉膿瘍 よくでる

### A 歯周膿瘍

　歯周組織内に発生した限局性の化膿性炎症により，局所の組織破壊に膿の貯留を呈する状態をいう．深い歯周ポケットの存在，さらに歯周ポケット入口が閉鎖されて限局性の化膿性炎症が深部に存在している場合，咬合性外傷がある場合，糖尿病患者などにおいて感染抵抗性が低い場合などに発症する．

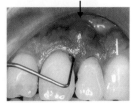

歯周膿瘍
（第 103 回歯科医師国家試験）

診断

## B 歯肉膿瘍

　歯肉に限局した腫瘍である．歯肉に対する外部からの刺激，外傷や感染によって歯肉結合組織に形成される．原因となる部位付近の歯肉に限局性の発赤，腫脹がみられ，疼痛を伴うことが多い．歯周ポケットの有無にかかわらず生じる．

## C 歯槽膿瘍（根尖膿瘍）

　歯髄炎に起因する根尖孔からの感染，根管治療時の化学的または機械的刺激，根尖部外傷により根尖部周囲組織の炎症が増悪し，その部位の破壊・融解により生じる膿瘍である．治療法として，①排膿路の確保，②膿瘍の洗浄，③抗菌薬の投与，④固定・咬合調整がある．

| | 歯周膿瘍 | 歯肉膿瘍 | 歯槽膿瘍 |
|---|---|---|---|
| 深い歯周ポケット | あり（歯周ポケットの開口部が閉鎖している場合あり） | あり／なし | なし（根尖からの排膿路として形成される場合もある） |
| 歯髄の生死 | 生活歯／失活歯 | 生活歯／失活歯 | 失活歯 |
| エックス線画像所見 | 歯槽骨辺縁より連続した透過像（歯槽骨吸収） | 特徴的なエックス線画像所見なし | 根尖部の透過像（根尖病変） |

# VI. 歯周-歯内病変 よくでる

## A 分類

1) **クラスⅠ（歯内病変由来型）**：歯内病変が原因となり歯周病が発症した病変

2) **クラスⅡ（歯周病由来型）**：歯周病が原因となり歯内病変が発症した病変（上行性歯髄炎）

3) **クラスⅢ（歯周-歯内病変混合型）**：歯内病変（根尖性歯周炎）と歯周炎の両方が存在する歯において，2つの病変がそれぞれ独立して進行した結果，両者が連続したもの

→:病気の進行経路

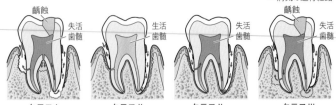

| クラスI<br>（歯内病変由来型） | クラスII<br>（歯周病由来型） | クラスII<br>（歯周病由来型） | クラスIII<br>（歯周-歯内病変混合型） |

（澁谷俊昭・辰巳順一，臨床歯周病学第3版，2020）

歯周-歯内病変の分類と臨床症状　🔍よくでる

| 分類 | 歯髄 | 打診痛 | 歯の動揺 | 歯周組織 | エックス線所見 |
|------|------|--------|----------|----------|----------------|
| クラスI<br>（歯内病変<br>由来型） | 失活歯髄 | 垂直打診 | あり | ・歯周ポケット<br>・出血や排膿<br>・発赤，歯肉退縮 | 根尖部や根分岐部あるいは，根尖部から片顎の歯槽骨部にかけての透過像 |
| クラスII<br>（歯周病<br>由来型） | 生活歯髄<br>（反応に<br>異常があ<br>り）<br>-------<br>失活歯髄 | 水平打診 | 重度<br>-------<br>軽度～重度 | ・深い歯周ポケット<br>・出血や排膿<br>・炎症，腫脹，歯肉退縮<br>・著明なアタッチメントロス | 歯槽骨頂部より根尖部に至る透過像 |
| クラスIII<br>（歯周-歯内<br>病変混合型） | 失活歯髄 | 水平打診<br>垂直打診 | あり | ・歯の全周にわたる歯周ポケット<br>・出血や排膿<br>・歯肉の炎症，腫脹，歯肉退縮 | 歯槽骨頂部より根尖部に至る透過像 |

## B 鑑別

### 1) クラスI

　歯内病変に罹患していることから，電気歯髄診は（－）を示す．瘻孔からガッタパーチャポイントを挿入すると，その先端は根尖部へ到達する．隣在歯の歯周炎の症状に比べ患歯の症状のみ顕著である．

### 2) クラスII

　歯の全周にわたる深い歯周ポケットおよび歯肉縁下歯石が存在する．口腔内に歯周炎罹患歯が散在している．

### 3) クラスⅢ

　クラスⅠおよびクラスⅡに比較して，歯根周囲全域にわたるエックス線透過像が認められる.

## C 治療法

　基本的に歯内治療（感染根管治療もしくは抜髄）を優先的に行う. 歯周治療としては，プラークコントロール指導や歯肉縁上スケーリングを行う.

## D 臨床例

#### 所見

・1年前より軽度の自発痛（＋）

・温熱痛（＋）

・打診痛（＋）

・歯髄電気診（＋）

・PD：頰側および口蓋側　中央4mm，遠心8mm

・頰側遠心根尖部に至る透過像

#### 治療法

・抜髄

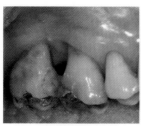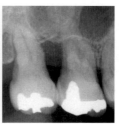

歯内–歯内病変（第115回歯科医師国家試験）

## VII. 歯肉退縮 ◎よくでる

　歯肉縁の位置がセメント-エナメル境（CEJ）より根尖側方向へ移動し，歯根面が露出した状態をいう．ポケット形成や歯周組織の炎症は通常はみられない．歯周炎に対する治療後に生じる歯肉退縮が最も多いが，感染や炎症とは無関係に生じるものもある．

　原因として，①加齢的変化，②ブラキシズムなどの外傷性咬合，③誤ったブラッシング法などによる機械的刺激などがあげられる．クレフトやフェストゥーン（→ p.16 参照）ができることもある．歯根面が露出すると審美的問題の他に根面齲蝕や摩耗，象牙質知覚過敏が生じる．

　露出歯根面への処置法として，歯周形成手術による根面被覆が適応となる場合がある．根面齲蝕の予防としてフッ化物塗布や修復処置を行うこともある．

## VIII. 咬合性外傷 ◎よくでる

### A 分類

#### 1）一次性咬合性外傷

　過度な咬合により歯と歯周組織に外傷が生じる．

#### 2）二次性咬合性外傷

　歯周炎の進行により支持歯槽骨が減少して支持力低下が生じた状態で引き起こされ，生理的咬合力によっても生じる．歯の動揺とともにエックス線画像上での歯槽骨吸収と歯根膜腔の拡大を伴う．

## B 原因

①早期接触

②非機能的習癖：ブラキシズム，舌や口唇の習癖

③食片圧入

④矯正力

⑤歯冠歯根比の悪化による
　歯周組織支持力の低下

⑥歯数の減少

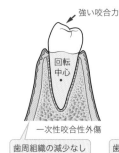
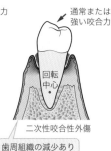

強い咬合力　一次性咬合性外傷　歯周組織の減少なし

通常または強い咬合力　二次性咬合性外傷　歯周組織の減少あり

回転中心

## C 臨床症状

①歯の動揺

②早期接触

③著しい咬耗

④病的な歯の移動

⑤アブフラクション

⑥歯の破折

⑦修復物や補綴装置の脱離

⑧歯肉退縮（フェストゥーン，クレフト）

⑨舌，頰粘膜の圧痕

⑩骨隆起

## D エックス線画像上での変化

①歯根膜腔の拡大　　　　④歯根吸収

②垂直性骨欠損　　　　　⑤セメント質の肥厚

③歯槽硬線の消失・肥厚　⑥根分岐部の透過像

　症例ごとに歯肉炎か歯周炎かを診断し，さらに咬合性外傷が存在するかどうか判断する．歯肉炎と歯周炎の鑑別点は，**アタッチメントロス（付着の喪失）**の有無が重要である．アタッチメントロスとは，歯肉の上皮組織および結合組織による歯面への付着が炎症などにより喪失し，ポケット底の位置がセメント-エナメル境（CEJ）を越えて根尖側方向へ移動する現象である．

診断

|  | 歯肉炎 | 歯周炎 |
|---|---|---|
| 歯肉の発赤・腫脹 | あり | あり |
| ポケットの形成 | 歯肉(仮性)ポケット | 歯周(真性)ポケット |
| アタッチメントロス | なし | あり |
| 歯槽骨吸収 | なし | あり |
| 歯の動揺 | なし | あり(軽度ではなし) |

 コラム：ブラキシズム

　ブラキシズムとは，咀嚼筋の異常な緊張を伴うもので覚醒時と睡眠時に行うものに分けられる．歯の破折，顎関節症，頭痛，肩こり，歯周組織破壊を進行させる要因となる．グラインディング，クレンチング，タッピングに分類される．咀嚼筋活動の減少や咬合力の分散，天然歯や修復物・補綴装置の摩耗や動揺の防止を目的としてナイトガードを装着する．

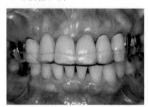
ナイトガード

# 歯周治療の原則

## Check Point

・歯周治療の流れ・順序について理解する.

・歯周治療後の治癒形態の特徴について理解する.

## I. 歯周治療の流れ

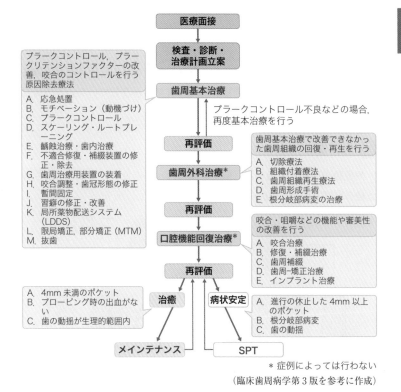

プラークコントロール，プラークリテンションファクターの改善，咬合のコントロールを行う原因除去療法

A. 応急処置
B. モチベーション（動機づけ）
C. プラークコントロール
D. スケーリング・ルートプレーニング
E. 齲蝕治療・歯内治療
F. 不適合修復・補綴装置の修正・除去
G. 歯周治療用装置の装着
H. 咬合調整・歯冠形態の修正
I. 暫間固定
J. 習癖の修正・改善
K. 局所薬物配送システム（LDDS）
L. 限局矯正，部分矯正（MTM）
M. 抜歯

**医療面接**

**検査・診断・治療計画立案**

**歯周基本治療**

プラークコントロール不良などの場合，再度基本治療を行う

**再評価**

**歯周外科治療\***

歯周基本治療で改善できなかった歯周組織の回復・再生を行う

A. 切除療法
B. 組織付着療法
C. 歯周組織再生療法
D. 歯周形成手術
E. 根分岐部病変の治療

**再評価**

**口腔機能回復治療\***

咬合・咀嚼などの機能や審美性の改善を行う

A. 咬合治療
B. 修復・補綴治療
C. 歯周補綴
D. 歯周-矯正治療
E. インプラント治療

**再評価**

A. 4mm 未満のポケット
B. プロービング時の出血がない
C. 歯の動揺が生理的範囲内

**治癒**　　**病状安定**

A. 進行の休止した 4mm 以上のポケット
B. 根分岐部病変
C. 歯の動揺

**メインテナンス**　　**SPT**

\* 症例によっては行わない

（臨床歯周病学第 3 版を参考に作成）

# Ⅱ．治癒形態

## A 修復

　失われた組織が異なる組織で置換され，歯周組織の構造が完全に回復していない状態での創傷治癒をいう．**収縮**や**長い上皮性付着**による治癒となり，スケーリング・ルートプレーニング，切除療法や組織付着療法が該当する．

## B 再生

　失われた歯周組織（歯槽骨，歯根膜，セメント質，歯肉）が歯周病に罹患する以前の状態に再構成および再構築され機能することをいう．歯周組織再生療法が該当する．

## C 新付着

　歯周病によって露出した歯根面に**セメント質の新生を伴う結合組織性付着**が生じることをいい，歯槽骨再生の有無は言及していない．歯周組織再生療法が該当する．

## D 再付着

　歯根膜が残存する歯根面（**健全な歯根面**）との付着のこと．切断された結合組織と残存歯根膜の再結合をさす．

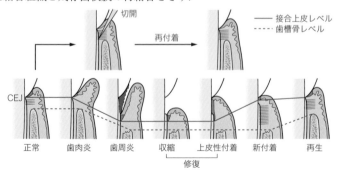

（ザ・ペリオドントロジー第3版を参考に作成）

歯周治療体系

## **E** アタッチメントゲイン（付着の獲得）

　アタッチメントレベルは歯周炎の進行や重症度の判定に用いられる．このアタッチメントレベルが根尖側に移動する**アタッチメントロス（付着の喪失）** とは逆に，アタッチメントレベルが歯冠側に移動する**アタッチメントゲイン（付着の獲得）** は歯周治療後の修復・再生の臨床的評価に用いられる．この際,付着様式（長い上皮性付着か新付着）は問わない．

## **F** プロービングデプス（PD）の変動　よくでる

　スケーリング・ルートプレーニングを主体とする歯周基本治療では，**歯肉退縮，ポケット底部への穿通の減少，上皮性付着の獲得（長い上皮性付着）** により PD は減少する．ただし，歯肉縁上のプラークコントロールではポケット底部の炎症は除去できないので，歯肉退縮が主体となり PD が減少する（**アタッチメントレベルは変化しない**）．歯周外科治療では，歯周基本治療でみられた効果に加えて，**結合組織性付着の獲得（新付着）** が歯周組織再生療法で期待できる．

歯周治療体系

 コラム　閉鎖創，開放創

　組織付着療法，歯周組織再生療法，骨切除術・骨整形術では緊密に縫合し**閉鎖創**にするが，歯肉切除・整形術，歯肉弁歯冠側移動術以外の歯周形成手術では**開放創**になる．

# III. 創傷治癒

　創傷を受けた組織は，①一次創傷治癒（感染がない切創を縫合して閉鎖する場合で，治癒が早い），②二次創傷治癒（縫合せず開放創のままにする場合で，治癒が遅く，瘢痕が生じる），③三次創傷治癒（一定期間放置して清浄化後に縫合した場合）のいずれかで治癒する．

　歯周治療では，組織付着療法（歯周ポケット掻爬術，新付着術，フラップ手術）が一次創傷治癒に相当する．歯肉切除術や歯肉弁移動術といった開放創がある場合は二次創傷治癒に相当する．

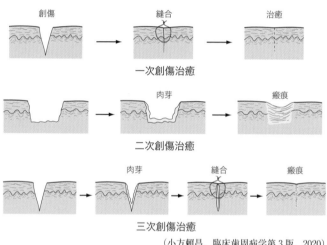

（小方頼昌，臨床歯周病学第3版，2020）

# Chapter 7

# 歯周基本治療

**Check Point**

・原因除去療法である歯周基本治療の内容を理解する.

・セルフケアによるプラークコントロールの方法を理解する.

・スケーリング・ルートプレーニングの器具, 手技を理解する.

・歯周治療における薬物療法を理解する.

・暫間固定, 咬合調整による力のコントロール方法を理解する.

# I. 歯周基本治療の内容

## A 応急処置

疼痛が主訴で来院した場合, まずその改善が優先される. 歯周膿瘍などで急性症状がある場合, 感染に対しては**排膿路の確保（切開排膿）, 膿瘍の洗浄, 抗菌薬投与（経口投与, LDDS）**を行い, 咬合痛や患歯の安静に対しては**暫間固定**や**咬合調整**を行う. 歯周-歯内病変の場合は, 通常, **歯内治療（抜髄, 感染根管治療）が先行**する.

## B モチベーション（動機づけ）

歯周病の原因, 症状, 治療の必要性を説明し, モチベーションを獲得し適切なセルフケアを継続できるようにする. 全身疾患を有する患者には**生活習慣改善指導**や**医科受診**を勧め, **担当医への対診**によって状態を把握する. 喫煙者には**禁煙支援**を行う.

## C プラークコントロール → p.72 参照

**D** スケーリング・ルートプレーニング → p.75 参照

**E** 齲蝕治療・歯内治療

　プラークリテンションファクターとなる齲蝕，くさび状欠損や歯周−歯内病変の要因となる歯内疾患に対し齲蝕治療，歯内治療を行う.

**F** 不適合修復物・補綴装置の修正・除去

　プラークリテンションファクターとなる形態不良の修復物・補綴装置の形態（**マージン適合不良，歯冠豊隆部形態不良，接触点不良による食片圧入**など）を修正する. 修正が不可能な場合は除去する.

**G** 歯周治療用装置の装着

　不適合修復・補綴装置の除去後や抜歯後に一時的に咬合の付与を行うために暫間充填・修復物，**歯周治療用装置（プロビジョナルレストレーション：義歯床形態・クラウン形態）**を装着する. クラウン形態の場合，**暫間被覆冠**ともいう.

**H** 咬合調整・歯冠形態修正 → p.85 参照

**I** 暫間固定 → p.84 参照

**J** 習癖の修正・改善

・口呼吸に対しては，**サージカルテープ，オーラルスクリーン（マウススクリーン）**の使用や**筋機能療法（MFT）**を行う.
・ブラキシズムに対しては，**オクルーザルスプリント，ナイトガード**（→ p.64 参照）の装着や**自己暗示法**などを行う.

**K** 局所薬物配送システム（LDDS）→ p.83 参照

歯周基本治療

## L 限局矯正，部分矯正（MTM）

歯列不正がプラークコントロール困難，食片圧入，咬合性外傷の原因となっている場合，歯周基本治療の段階で行うことがある．

## M 抜歯 よくでる

**根尖に至る骨吸収，動揺度3度，深い歯肉縁下齲蝕，歯根破折**などで予後不良と判断した歯の抜歯を行う．歯根破折は破折線が不明瞭な場合があるが，限局的に深いポケットや歯根周囲を取り囲むエックス線透過像などを参考にする．**急性炎症がある場合は消退後**に抜歯を行う．

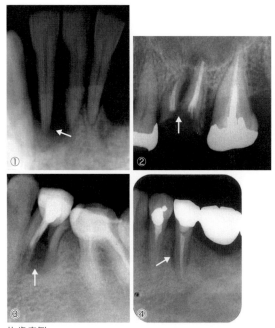

抜歯症例
① 根尖に至る骨吸収，動揺度3度（第104回歯科医師国家試験）
② 分岐部まで波及した齲蝕（第110回歯科医師国家試験）
③ 破折線が明瞭な歯根破折（第105回歯科医師国家試験）
④ 破折線が不明瞭な歯根破折（第99回歯科医師国家試験）

歯周基本治療

# Ⅱ．プラークコントロール

　プラークコントロールは患者自身が行うセルフケアと歯科医師や歯科衛生士が行うプロフェッショナルケアがある．歯周治療においては特に，患者自身によるブラッシングと補助的清掃用具（デンタルフロス，歯間ブラシ，タフトブラシなど）による機械的プラークコントロールが重要である．ブラッシングでは歯頸部付近のプラーク除去効果が高いスクラビング法やバス法が主に用いられる．一般的に **O'Leary のプラークコントロールレコード（PCR）が 20%以下**を目標とする．

コラム：プロフェッショナルケア

　プロフェッショナルケアとは，歯科医師，歯科衛生士が行う口腔管理であり，機械的プラークコントロールを主体であるが，栄養指導や生活指導なども含む．
① **PTC**（professional tooth cleaning）：プラーク除去，SRP，PMTC を行う．
② **PMTC**（professional mechanical tooth cleaning）：回転運動式のコントラハンドピースに装着したポリッシングブラシ・歯面研磨用ラバーカップ，往復運動式のプロフィンハンドピースに装着したエバチップやフッ化物入りペーストを用いてプラークを除去する．SRP は含まない．

歯周基本治療

# A 歯ブラシの毛先を用いるブラッシング法

| 種類 | 使用する歯ブラシと方法 | 利点・欠点 |
|---|---|---|
| **横磨き法**<br> | 歯ブラシ：普通の硬さで疎毛<br>方法：毛先を歯面に垂直に当て，大きく水平方向（近遠心方向）に動かす | 利点：手技が容易で，咬合面の清掃性が高い<br>欠点：隣接面のプラーク除去効果が低く，歯肉に擦過傷を生じやすい |
| **縦磨き法**<br> | 歯ブラシ：普通の硬さで疎毛<br>方法：毛先を歯面に垂直に当て，垂直方向に動かす | 利点：隣接面の清掃性が比較的よい<br>欠点：歯肉の退縮や擦過傷を生じやすい |
| **バス法**<br> | 歯ブラシ：比較的軟らかめで細く密毛<br>方法：毛先を歯軸に対して45°に当て，歯肉縁下に歯面に沿うように入れ，近遠心方向に数mm振動する．内側の歯ブラシの毛先は歯冠部歯面に，外側の毛先は歯肉縁下歯面に当てる | 利点：歯肉縁下プラークの除去効果が高い<br>欠点：手技がやや難しい |
| **フォーンズ法（描円法）**<br> | 歯ブラシ：軟らかめ，やや密毛<br>方法：上下歯面が一面となるように顎を動かし，唇・頬側の最後方歯から前歯部まで大きく円を描くように動かす．舌・口蓋側は横磨き法などを用いる | 利点：手技が容易で，プラーク除去効果が高い<br>欠点：歯肉の退縮や擦過傷を生じやすい |
| **スクラッビング法**<br>　唇・頬側<br>　舌側 | 歯ブラシ：普通〜やや硬め，やや密毛<br>方法：毛先を唇・頬側では垂直に，舌・口蓋側では45°に当て，近遠心方向に数mm振動する．歯肉溝や歯周ポケット内には毛先を入れない | 利点：手技が容易でプラーク除去効果が高い<br>欠点：大きく振動させると横磨きとなり，歯肉に擦過傷を生じる |
| **1歯ずつの縦磨き法（IVM）**<br> | 歯ブラシ：軟らかめ〜普通，疎毛<br>方法：歯ブラシを歯面に対して縦方向に当て，1歯を3面に分けて上下に加圧しながら振動する．臼歯部には別の方法を用いる | 利点：叢生歯列の清掃性が高い<br>欠点：時間がかかる |

（臨床歯周病学第3版などを参考に作成）

# B 歯ブラシの毛脇を用いるブラッシング法

| 種類 | 使用する歯ブラシと方法 | 利点・欠点 |
|---|---|---|
| **チャーターズ法** | 歯ブラシ：普通〜やや硬め，疎毛<br>方法：毛先を歯冠方向に歯軸に約45°に当て，歯面を圧迫しながら根尖方向に動かし，歯肉辺縁をマッサージする | 利点：歯肉へのマッサージ効果が高い<br>欠点：歯肉に擦過傷を生じやすく，プラーク除去効果が低い |
| **ローリング法** | 歯ブラシ：普通〜硬め，やや丈の長いもの，疎毛<br>方法：毛束を歯軸とほぼ平行にし，歯肉に数mm当たる位置で一度加圧し，その後わずかに歯冠側に回転させる | 利点：手技が比較的容易<br>欠点：歯頸部のプラーク除去効果が低い |
| **スティルマン法** | 歯ブラシ：普通〜硬め，やや丈の長いもの，疎毛<br>方法：毛束を歯軸とほぼ平行にし，歯肉に数mm当たる位置で一度加圧し，毛先が歯肉辺縁に触れた位置で加圧振動する | 利点：歯肉へのマッサージ効果が高い<br>欠点：プラーク除去効果が低い |
| **スティルマン改良法** | 歯ブラシ：普通〜硬め，やや丈の長いもの，疎毛<br>方法：スティルマン法とローリング法を合わせた方法．スティルマン法で振動を与えた後，ローリング法のように回転させる | 利点：歯肉へのマッサージ効果とプラーク除去効果が同時に得られる<br>欠点：時間がかかる，歯頸部のプラーク除去効果が低い |
| **ゴットリーブの垂直法** | 歯ブラシ：硬め，疎毛<br>方法：毛先を歯間部に深く挿入し，上下左右に加圧振動する | 利点：歯間隣接面の清掃と歯間乳頭歯肉のマッサージ効果がある<br>欠点：手技が難しく，プラーク除去効果が低い |

（臨床歯周病学第3版などを参考に作成）

# Ⅲ. スケーリング・ルートプレーニング（SRP）

　スケーリングとは歯面に付着したプラーク，歯石や着色を除去することで，ルートプレーニングは細菌やリポ多糖（LPS）が入り込んだ感染歯質（主にセメント質）を除去し，歯根面を滑沢にすることで歯肉と歯根面の付着を促すことである．

## A スケーラーの種類，特徴

### 1）手用スケーラー

| 種類 | 形態 | 特徴 |
|---|---|---|
| **キュレット(鋭匙)型**<br>**・グレーシー**<br>**・ユニバーサル** | | ・歯肉縁上スケーリング，歯肉縁下スケーリング，ルートプレーニング<br>・プルストローク(引く) |
| **シックル(鎌)型** | | ・歯肉縁上スケーリング<br>・プルストローク(引く) |
| **ホウ(鍬)型** | | ・歯肉縁下スケーリング<br>・プルストローク(引く) |
| **ファイル(やすり)型** | | ・歯根面の滑沢化<br>・プルストローク(引く) |
| **チゼル(のみ)型** | | ・前歯部隣接面のスケーリング<br>・プッシュストローク(押す) |

### 2）パワードリブンスケーラー（power-driven scaler）

　機械的にチップを振動させて歯石を除去するスケーラーである．注水下でチップの先端を歯根面に対して5〜20°の角度で前後に動かして使用する．フェザータッチ（40〜90 g）で当てる．

歯周基本治療

(1) 超音波スケーラー

　発振装置（電歪・ピエゾ式もしくは磁歪・マグネット式）によって発生する超音波振動（25,000〜43,000 Hz/秒）と空洞現象（キャビテーション）を利用する．ペースメーカー装着患者には原則禁忌である．

(2) エアスケーラー

　エアタービンの圧縮空気によって発生する振動（約 6,000 Hz/秒）を利用する．

超音波スケーラー(先端はスケーラーチップ)　エアスケーラー(先端はブラシチップ)

### 3) 歯科用レーザー装置→ p.87 参照

　Er:YAG レーザー，Er:Cr:YSGG レーザーは歯石除去が可能であり，特に歯周外科治療で用いる．

### 4) ルートプレーニング用バー

　フラップ手術時のルートプレーニングやエナメル突起の整形などに用いる．

## B グレーシー型スケーラー よくでる

### 1) 構造

　作業部であるブレード（刃部），把持するハンドル（把柄部），ブレードとハンドルを連結するシャンク（頸部）からなり，シャンクはブレード側から第1シャンク，第2シャンクに分けられる．第1シャンクとブレードの関係はどの番号でも同様である．深く狭いポケットにアプローチするために，シャンクの長さやブレードの幅，長さを改良したスケーラーもある（アフターファイブ，ミニファイブ，マイクロミニファイブ）．

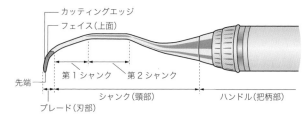

カッティングエッジ
フェイス(上面)
先端
第1シャンク　第2シャンク
ブレード(刃部)
シャンク(頸部)
ハンドル(把柄部)

| | オリジナル | アフターファイブ | ミニファイブ | マイクロミニファイブ |
|---|---|---|---|---|
| | ブレードの長さ<br>第1シャンクの長さ | | | 10mm<br>3mm |
| オリジナルと比較したブレードの幅 | — | 90% | 90% | 63%<br>(ミニファイブ, アフターファイブの70%) |
| オリジナルと比較したブレードの長さ | — | 同じ | 1/2 | 1/2 |
| オリジナルと比較した第1シャンクの長さ | — | +3mm | +3mm | +3mm |

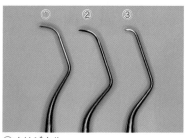

①オリジナル
②アフターファイブ
③ミニファイブ

## 2）セット

両頭の7本セット（14種類の作業部）でそれぞれ使用する部位が決まっている（**部位特異的**）.

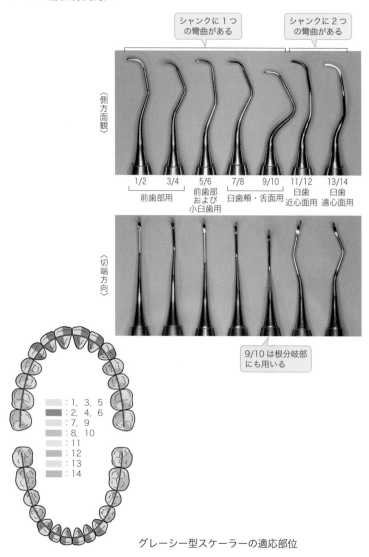

グレーシー型スケーラーの適応部位

### 3) ブレード

　ブレードは第1シャンクを床と垂直にした際，上面からみると幅は一定でカッティングエッジは直線である．側面からみると彎曲している．ブレードの上面と側面のなす角度は **70～80°** である．

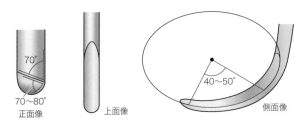

正面像　　　　　　上面像　　　　　　　　　　　　　側面像

### 4) 作業角度

　ブレードを下にし，第1シャンクを床と垂直にした際，刃先方向からみると上面が第1シャンクに対して **70°** の角度がついている（**オフセットブレード**）．この上面が下がっているほうのみをカッティングエッジとして用いる（**片刃**）．この形態により第1シャンクを歯根面と平行にすることで適正な作業角度内となる．

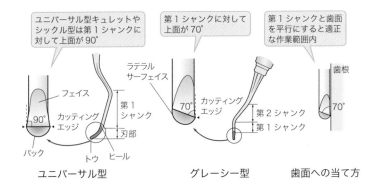

ユニバーサル型　　　　　グレーシー型　　　　　歯面への当て方

### 5) 使用法

#### (1) 把持法

　スケーラーは**執筆状変法把持法（モディファイドペングラスプ）**で把持する. 必ず**フィンガーレスト**（口腔内レスト, 口腔外レスト, 補強レスト）を置く.

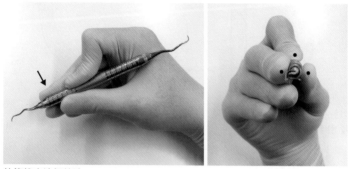

執筆状変法把持法
親指, 人さし指, 中指の腹でスケーラーを把持する.

#### (2) 動かし方

①上面と歯面のなす角度を小さくして挿入する.

②歯石の最根尖側でシャンクを起こす.

③**第1シャンクを歯根面と平行**にすることで刃部上面と歯根面の角度は70°となり, 適正な作業角度内となる.

④カッティングエッジの**先端1/3**を歯面に当てる.

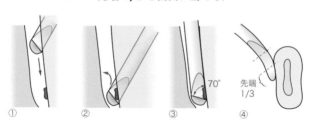

① ② ③ 70° ④ 先端1/3

歯周基本治療

## （3）作業ストロークの種類

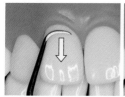
①垂直ストローク

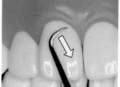
②斜めストローク

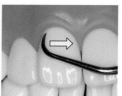
③水平ストローク

### スケーリングとルートプレーニングの違い

| 種類 | 作業角度 | 作業距離（ストローク） | 歯根面への側方圧 | 把持 | 目的 |
|------|---------|----------------------|----------------|------|------|
| スケーリング | 大きい 70〜80° | 短い | 強 | 強 | 歯石および着色の除去 歯質は除去しない |
| ルートプレーニング | 小さい 60〜70° | 長い | 弱 | 弱 | 壊死セメント質および軟化象牙質の除去 歯根面の滑沢化 |

 コラム：スケーリング・ルートプレーニングが困難な部位

　一般的に前歯部より臼歯部，唇頬側より舌口蓋側，近心より遠心で困難である．その他に①深い歯周ポケット，②歯の解剖学的形態（セメント-エナメル境付近，根分岐部，エナメル突起，エナメル滴，口蓋裂溝，根面溝），③歯根近接，④歯の位置異常（傾斜，捻転，叢生），⑤マージン不適合な修復・補綴装置，があると手技が困難となる．

　スケーラーを**掌握状把持法**（パームアンドサムグラスプ）で把持し，ブレードの上面と砥石のなす角度を**70〜80°**に設定し，砥石を上下に動かし，最後はダウンストロークで終える．カッティングエッジから先端部にかけてシャープニングしていき，先端部はブレードの上面と砥石のなす角度を45°にする．

　砥石にはインディアストーン，アーカンソーストーン，セラミックストーンがある．

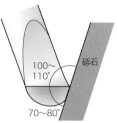

 **コラム：カッティングエッジの見分け方**

　図Bのように，ブレードの上面を床と平行にし上方から見るとブレードが彎曲しているように見える．ブレードの彎曲の大きい方がカッティングエッジ（ア）である．図Cのように，第1シャンクを床と垂直になるようにもち，先端側からみた際に床面に近い方がカッティングエッジ（ア）である．

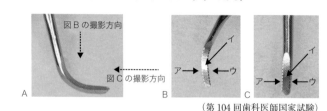

（第104回歯科医師国家試験）

**D** スケーリング・ルートプレーニング後の不快症状　🎯よくでる

　術後一時的に**出血**，**象牙質知覚過敏**，**歯肉退縮**が起こる場合がある．歯が歯石で固定されているような場合は**歯の動揺**が起こる．

歯周基本治療

CHECK! 象牙質知覚過敏症の対応

**エア**や**探針**での**擦過**により部位を特定し, 以下の表のような対応を行う.

| 治療方針 | | 対応 |
|---|---|---|
| 患者指導 | | ブラッシング指導：ブラッシング圧, 硬さなど<br>知覚過敏用歯磨剤の使用：硝酸カリウム, 乳酸アルミニウム, フッ化ナトリウム |
| 薬剤・材料の応用 | 象牙細管封鎖 | 硝酸カリウム<br>乳酸アルミニウム<br>リン酸カルシウム<br>フッ化ナトリウム<br>シュウ酸カリウム<br>フッ化ジアンミン銀<br>塩化ストロンチウム<br>塩化亜鉛<br>グルタルアルデヒド(グルタラール) |
| | 露出象牙質被覆 | コンポジットレジン<br>グラスアイオノマーセメント<br>象牙質接着材<br>レジン系知覚過敏抑制材<br>バーニッシュ<br>予防塡塞材 |
| レーザー | | Er:YAG, 半導体, 炭酸ガス($CO_2$) |
| イオン導入法 | | 電流によりイオンを象牙質に送達する |
| 歯周外科治療 | | 歯周形成手術で根面被覆 |
| 抜髄 | | 他の治療が奏効しない場合 |

歯周基本治療

# Ⅳ. 歯周ポケット内投与（局所薬物配送システム： local drug delivery system：LDDS）

## A 特徴 よくでる

・テトラサイクリン系抗菌薬（**ミノサイクリン塩酸塩**）を用いた徐放性軟膏➡タンパク質合成阻害

・**少量**で薬効濃度を長時間維持でき（**徐放性**）, 耐性菌の出現や腸内細菌への影響といった**副作用が少ない**.

①歯周膿瘍（歯周炎の急性発作）

②易感染性疾患（糖尿病を含む）を有する歯周炎患者

③中等度以上の歯周炎におけるスケーリング・ルートプレーニングとの併用

④歯周基本治療後に改善がみられなかった歯周ポケット内に対し1〜2週間に1回，3〜4回連続投与

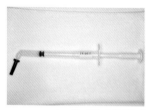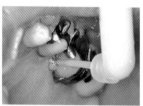

ミノサイクリン塩酸塩軟膏の注入

## V．暫間固定

　一時的に隣接歯と連結することにより，動揺歯への咬合力を分散し，患歯の安定をはかる．

| 種類 | 特徴 | | 使用例 |
|---|---|---|---|
| 内側性固定 | 固定源が歯質の内側にある | 固定式 | ワイヤーレジン固定（ワイヤー埋め込みレジン固定，A-splint）<br>ウイングロックを用いた固定 |
| 外側性固定 | 固定源が歯質の外側にある | 固定式 | エナメルボンディングレジン固定（ダイレクトボンディングシステム固定，接着性レジン固定）<br>ワイヤー結紮固定（Barkann 法）<br>ワイヤー結紮レジン固定（Sorrin 法）<br>舌面板の接着性レジン固定<br>メッシュレジン固定 |
| | | 可撤式 | オクルーザルスプリント<br>Hawley タイプの床固定<br>連続鋳造鈎固定 |
| プロビジョナル固定 | 支台歯形成後に装着したレジン系材料の修復物・補綴装置による固定 | | |

歯周基本治療

# VI. 咬合調整

## A 咬合調整の原則

　歯の動揺や歯根膜腔の拡大などにより咬合性外傷が疑われる場合，**炎症性因子を改善した後**に下記の原則を遵守し咬合調整を行う．ただし，明らかな早期接触や咬頭干渉がある場合や動揺度2度以上の場合は先行して行うことがある．外傷性咬合の除去や分散を目的に辺縁隆線，歯冠頬舌径，咬頭形態の修正を行うことを**歯冠形態修正**という．

①側方力を減少させ，歯軸方向に力が加わるように削合する．

②咬合接触部は球面形成によって点状接触とし，裂溝，辺縁隆線といった機能的形態を付与する．

③歯冠歯根比を考慮して咬合高径を変えずに削合する．

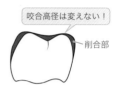

咬合高径は変えない！

削合部

歯周基本治療

## B 咬合調整法の種類

### 1）中心咬合位（咬頭嵌合位）での調整

　**Jankelson の分類**に従い早期接触部位を削合し，全顎的に均等に接触するようにする．

#### Jankelson の分類

Ⅰ級：下顎臼歯の頬側咬頭外斜面，下顎前歯の切縁

Ⅱ級：上顎臼歯の口蓋側咬頭外斜面

Ⅲ級：下顎臼歯の頬側咬頭内斜面もしくは上顎臼歯の口蓋側咬頭内斜面

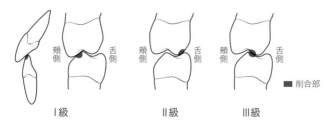

■ 削合部

Ⅰ級　　　　　　Ⅱ級　　　　　　Ⅲ級

### 2）中心滑走（中心位から咬頭嵌合位までの滑走）での調整

MUDL（**M**esial **U**pper **D**istal **L**ower）の法則に従い，上顎臼歯の口蓋側咬頭近心内斜面，下顎臼歯の頬側咬頭遠心内斜面を削合する．

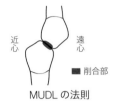

近心　　遠心

■ 削合部

MUDL の法則

### 3）側方運動時（作業側）での調整

BULL（**B**uccal **U**pper **L**ingual **L**ower）の法則に従い，上顎では頬側咬頭内斜面，下顎では舌側咬頭内斜面を削合する．

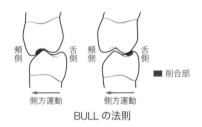

頬側　舌側　頬側　舌側

■ 削合部

側方運動　　側方運動

BULL の法則

### 4）側方運動時（平衡側）での調整

DILU（**D**istal **I**nner **L**ingual **U**pper）および MIBL（**M**esial **I**nner **B**uccal **L**ower）の法則に従い，上顎では口蓋側咬頭遠心内斜面，下顎では頬側咬頭近心内斜面を削合する．

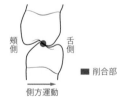

頬側　舌側

■ 削合部

側方運動

DILU の法則，MIBL の法則

歯周基本治療

### 5）前方運動時での調整

　前歯部では，原則的に**上顎口蓋側**を削合する．臼歯部では DUML（Distal Upper Mesial Lower）の法則に従い，上顎では遠心斜面，下顎では近心斜面を削合する．

■ 削合部

 コラム：歯周治療における薬物療法

　歯周治療において，応急処置，観血処置での経口投与や LDDS 以外に以下のような場合に抗菌薬を応用することがある（「歯周治療のガイドライン 2022」）．特に感染のリスクが高い場合は歯周治療による菌血症予防のため，抗菌薬の術前経口投与を行うことがある．
①治療抵抗性および難治性歯周炎患者
②広汎型重度慢性歯周炎患者および広汎型侵襲性歯周炎
③易感染性疾患（糖尿病など）・動脈硬化性疾患を有する中等度・重度歯周炎患者
④最上リスクを有する歯周炎患者：感染性心内膜炎，大動脈弁膜症，チアノーゼ先天性疾患，人工弁・シャント術実施患者など

 コラム：歯周治療におけるレーザー

　レーザー（Light Amplification by Stimulated Emission of Radiation：LASER）は単色性（波長が単一），指向性・収束性（常に収束・集中），位相性・可干渉性・コヒーレント特性（位相が揃う）を特性でもつ人工的な光．
　歯周領域では，主にハードレーザー（高出力）が用いられ，歯肉切除・整形，小帯切除，メラニン・色素沈着の除去，歯周外科治療やインプラント治療でのデブライドメントに応用されている．特に **Er:YAG レーザー**や **Er:Cr:YSGG レーザー**は歯石除去が可能であり，フラップ手術時の歯石除去に使用されている．

| レーザーの種類 | 発振媒体 | 波長(nm) | 深達性 |
|---|---|---|---|
| 半導体(Diode) | 半導体 | 810 | 組織深達型(深部透過型) |
| Nd:YAG | 固体 | 1,064 | 組織深達型(深部透過型) |
| Er:YAG | 固体 | 2,940 | 表面吸収型 |
| 炭酸ガス(CO$_2$) | 気体 | 10,600 | 表面吸収型 |

歯周基本治療

# Chapter 8

# 歯周外科治療

## Check Point

・歯周外科治療の分類，適応を理解する.
・歯周外科治療の基本的手技，器具を理解する.
・歯周外科治療の各術式を理解する.

## Ⅰ. 歯周外科治療の適応・条件・分類  よくでる

## A 目的別の分類

```
歯周外科治療選択の目安
・歯周基本治療後の再評価でプロービングデプスが 4mm 以上
  プロービング時の出血（＋）
・プラークコントロール不良を引き起こす軟組織・硬組織の形態異常
・審美障害・補綴治療の障害となる解剖学的形態異常
```

・全身状態はよいか
・口腔衛生状態はよいか
　（O'Leary の PCR が 20％以下が目安）
・禁煙しているか
・説明し同意を得たか

〈目的・治癒〉

| 形態修正し，歯肉・歯周ポケットを除去 | 軟組織を根面に付着させポケットを減少 | 組織再生し，新付着を得る | 形態修正し，審美性・機能性を得る |
|---|---|---|---|
| 修復（退縮・収縮）（上皮性付着） | 修復（長い上皮性付着） | 新付着・再生 | 付着歯肉幅増大・歯根面被覆 |
| 切除療法 | 組織付着療法 | 歯周組織再生療法 | 歯周形成手術 |
| ① 歯肉切除術<br>② 歯肉弁根尖側移動術<br>③ 骨切除術・骨整形術 | ① 歯周ポケット搔爬術<br>② 新付着手術(ENAP)<br>③ フラップ手術(歯肉剝離搔爬術) | ① 骨移植術<br>② 組織再生誘導法(GTR 法)<br>③ エナメルマトリックスタンパク質(EMD)を応用した手術法<br>④ 塩基性線維芽細胞増殖因子(FGF-2)製剤を応用した手術法<br>⑤ その他の生物学的生理活性物質を応用した手術法：PDGF，PRP | ① 有茎歯肉移植術<br>・歯肉弁側方移動術<br>・両側乳頭弁移動術<br>・歯肉弁冠側移動術<br>・半月弁冠側移動フラップ手術<br>・歯肉弁根尖側移動術<br>② 遊離軟組織移植術<br>・遊離歯肉移植術<br>・歯肉結合組織移植術<br>③ その他<br>・小帯切除術<br>・口腔前庭開窓術<br>・口腔前庭拡張術 |

(日本歯周病学会，歯周治療のガイドライン 2022 を参考に作成)

## B 骨欠損形態別の分類

| | | |
|---|---|---|
| 垂直性骨欠損 | 切除療法 | 歯肉弁根尖側移動術＋骨切除術・骨整形術 |
| | 組織付着療法 | フラップ手術（歯肉剝離搔爬術） |
| | 歯周組織再生療法 | 骨移植術<br>組織再生誘導法（GTR法）<br>エナメルマトリックスタンパク質（EMD）を応用した手術法<br>塩基性線維芽細胞増殖因子（FGF-2）製剤を応用した手術法<br>その他の生物学的生理活性物質を応用した手術法 |
| 水平性骨欠損 | 切除療法 | 歯肉弁根尖側移動術（＋骨切除術）<br>歯肉切除術 |
| | 組織付着療法 | 歯周ポケット搔爬術<br>新付着術（ENAP）<br>フラップ手術（歯肉剝離搔爬術） |

（日本歯周病学会，歯周治療のガイドライン 2022 より改変）

## C 歯肉歯槽粘膜病変別の分類

| 主な手術名 | 適応症 | | | |
|---|---|---|---|---|
| | 歯根露出 | 小帯の付着異常 | 付着歯肉の不足 | 口腔前庭の狭小 |
| 歯肉弁側方移動術 | ○ | — | — | — |
| 両側乳頭弁移動術 | ○ | — | — | — |
| 歯肉弁冠側移動術 | ○ | — | — | — |
| 半月弁歯冠側移動フラップ手術 | ○ | — | — | — |
| 歯肉弁根尖側移動術 | — | — | ○ | △ |
| 遊離歯肉移植術 | △ | — | ○ | ○ |
| 歯肉結合組織移植術 | ○ | — | △ | — |
| 小帯切除術 | — | ○ | — | — |
| 口腔前庭拡張術 | — | — | △ | ○ |
| 口腔前庭開窓術 | — | — | △ | ○ |

○：適用する，△：場合により適用する，—：適用しない

（臨床歯周病学第3版より改変）

## D 根分岐部病変別の分類 → p.128 参照

歯周外科治療

コラム：骨欠損形態の考え方

　国家試験で骨壁を問われた場合，写真の構図上見えない部分もあるので，ポケットやエックス線画像を考慮し，骨壁の状態をイメージすることが重要である．

垂直性骨欠損の隣接歯側には
骨壁が残っているのが前提

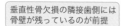

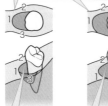

手前の骨壁の有無，
高さを重点的に読み
とる

写真の構図上，奥の高さは確認しにくい
ので，骨壁の有無のみを考える

3壁性の骨欠損　　2壁性の骨欠損

根尖側には
骨壁が残っている

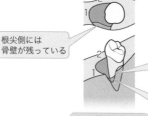

歯冠側は手前に骨壁がない
2壁性

根尖側は手前に骨壁がある
3壁性

2・3壁性の骨欠損

舌側は唇側と比較して骨壁
が残っている

垂直性骨欠損の隣接歯では
骨壁が残っている

歯冠側は唇側に骨壁がなく，
プローブが見えている
→2壁性

根尖側は唇側に骨壁があり，
プローブ先端が隠れている
→3壁性

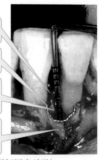

（第101回歯科医師国家試験）

歯周外科治療

## Ⅱ. 基本的術式

### A 切開

切開線は各術式に合わせて選択する．切開線の範囲は歯肉弁の剥離を考慮し，歯周ポケットがある部位から1歯分程度近遠心方向に伸ばす．剥離する範囲を限定する場合は縦切開を用いるが，神経や血管の走行（**大口蓋孔，オトガイ孔**）に注意が必要である．

#### 1）歯軸に対する切開の角度による分類

①**内斜切開**：主にフラップ手術に用いる．

②**外斜切開**：主に歯肉切除術に用いる．

③**歯肉溝内切開**：歯周組織再生療法などで極力角化歯肉を保存したい際やフラップ手術の二次切開として用いる．

④**ポケット底への切開**：新付着術（ENAP）で用いる．

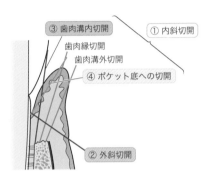

#### 2）切開の方向や形態による分類

・横切開，縦切開，斜切開

・扇状切開，直線状切開

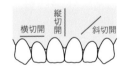 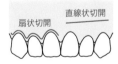

#### 3）減張切開

粘膜下層部を切開し歯肉弁の歯冠側移動をはかり，粘膜下組織圧の上昇を防ぎ，テンションフリーにするために行う切開である．

歯周外科治療

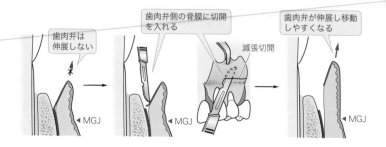

 **コラム：ディスタルウェッジフラップ**

　　最後臼歯部遠心部では歯周ポケットの除去や歯槽骨欠損部へのアプローチとして，三角形（くさび型）や四角形などの歯肉切開を行う（ディスタルウェッジ手術）．縫合の際に閉鎖しやすくするため，歯肉弁のトリミングや八の字方向の切開を行う．

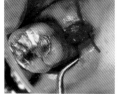

三角形　　　　　　四角形　　　　　　線状　　　　　　半月弁状

四角形のディスタルウェッジフラップ
（第108回歯科医師国家試験）

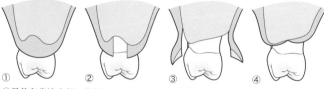

① ② ③ ④

①最後臼歯遠心部の歯周ポケットおよび歯槽骨吸収
②歯周ポケットの除去や歯槽骨欠損部へのアプローチを行うため，歯肉切開し歯肉を除去する．
③歯肉弁を剝離後，歯槽骨を切除・整形し，歯肉弁の内面をトリミングする．八の字方向の切開を用いる場合もある．
④縫合

歯周外科治療

## B 歯肉弁の種類

| | 全層弁（粘膜骨膜弁）<br>（full thickness flap） | 部分層弁（粘膜弁）<br>（partial thickness flap） |
|---|---|---|
| 主な適応 | フラップ手術，歯周組織再生療法など，骨形態の修正が必要な場合 | 歯周形成手術で歯肉弁の移動が必要な場合 |
| 骨膜 | 骨膜を含む<br>骨膜 | 骨膜を含まない<br>骨膜 |
| 歯槽骨の露出 | 露出する | 露出しない |
| 術式の容易さ | 骨膜剝離子にて剝離するので容易 | メスにて剝離するのでやや困難 |
| 血液供給 | 弁が薄くならず良好 | 弁が薄くなるためやや不良<br>移植片をはさみこんだ場合は<br>2方向から血流があり良好 |
| 歯肉弁の位置づけ・移動 | 骨膜縫合ができないので不確実 | 骨膜縫合が可能であり確実 |

## C 縫合

### 1）単純縫合（ループ縫合）

切開部を適合させる一般的な縫合

### 2）8の字縫合

頬舌側ともに外側より刺入でき容易であるが，縫合糸が**切開面を通過**する.

### 3）垂直マットレス縫合

歯間が狭い部位などで歯肉弁を緊密に寄せたい場合に用いる.

### 4）水平マットレス縫合

歯間が広い部位などで歯肉弁を緊密に寄せたい場合に用いる.

単純縫合 　　8の字縫合 　　垂直マットレス縫合 　　水平マットレス縫合

### 5) 懸垂縫合

歯肉弁を引き上げ，歯頸部に緊密に寄せたい場合や **GTR 膜の固定**に用いる．

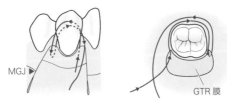

MGJ ▶

GTR 膜

### 6) 骨膜縫合

骨膜と部分層弁（粘膜弁）を縫合し歯肉弁を固定できるため，歯肉弁を移動する際に用いる．

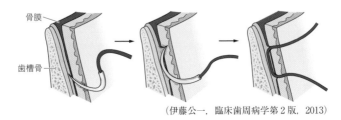

骨膜

歯槽骨

(伊藤公一, 臨床歯周病学第 2 版, 2013)

## D 歯周外科治療で用いる器具・薬剤　よくでる

### 1) 替刃メス

替刃ホルダーに装着して切開に用いる．

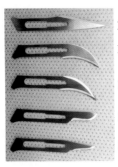

No. 11：主に前歯で使用

No. 12：遠心部や歯頸線に沿った扇状切開を行いやすい

No. 12d：両方に刃があり前後に切開ができる

No. 15：縦切開や細かい切開に用いる

No. 15c：15 をさらに小さくしたもの

## 2) カークランドメス

　全周が刃のイチョウ型のメスであり，歯肉切除術やフラップ手術の切開などに用いる.

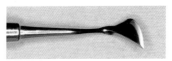

カークランドメス

## 3) オルバンメス（オルバンナイフ）

　両刃で歯間部切開や二次切開に用いる.

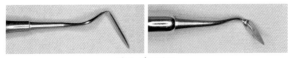

オルバンメス

## 4) 骨膜剝離子

　全層弁剝離に用いる.

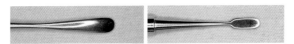

骨膜剝離子

## 5) 外科用鋭匙

　病変部の不良肉芽組織を除去するのに用いる.

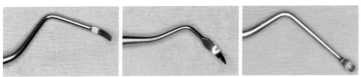

外科用鋭匙

### 6）ボーンスクレイパー

先端部の刃で自家骨を削るように採取する.

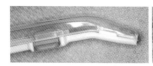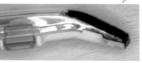

削った骨が採取されている

ボーンスクレイパー

### 7）骨ヤスリ（骨ファイル）

歯槽骨の切除，整形に用いる．シュガーマンファイルなどがある.

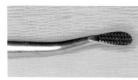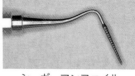

骨ヤスリ　　　　　　シュガーマンファイル

主に歯間部の骨整形に用いる

### 8）骨ノミ（チゼル）

歯槽骨の切除，整形に用いる．オーシャンビン（Ochsenbein）チゼルなどがある.

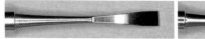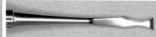

骨ノミ

### 9）歯肉鋏

歯肉弁や GTR 膜のトリミングに用いる.

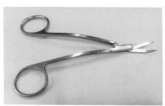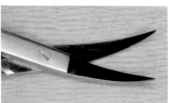

歯肉鋏

## 10）ティッシュプライヤー

剝離した歯肉弁を把持する．

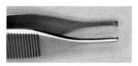

ティッシュプライヤー

## 11）コーンのプライヤー

GTR膜を固定する際や歯肉移植の移植片を固定する際の縫合に用いる．先端に孔が開いており，把持したまま縫合できる．

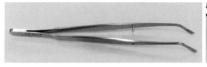

## 12) Crane-Kaplanのポケットマーカー（Crane-Kaplanピンセット）

ポケット底に向けた切開を行う歯肉切除術や新付着術（ENAP）のメス角度を設定するために，ポケット底部の位置を歯肉外側に印記するのに用いる．

歯周外科治療

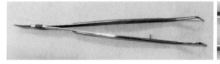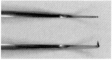

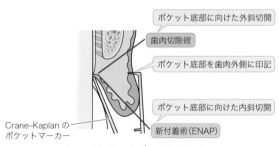

ポケット底部に向けた外斜切開

歯肉切除術

ポケット底部を歯肉外側に印記

ポケット底部に向けた内斜切開

Crane-Kaplanの
ポケットマーカー

新付着術（ENAP）

Crane-Kaplanのポケットマーカー

98

## 13) 持針器

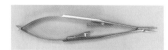

カストロビージョタイプ　　ヘガールタイプ　　マチュータイプ

## 14) 歯周パック（歯周包帯，サージカルパック，ペリオドンタルドレッシング）

歯周外科手術後の創傷部上に置き，出血の防止，創面の保護，肉芽組織の異常増生の抑制，患歯の動揺防止，創面周囲への食片停滞の防止を目的として使用される．非ユージノール系のペーストタイプが主に用いられる．

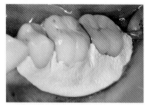

歯周パック

## E 術後管理

### 1) 抜糸

通常 7～14 日後に行う．

  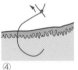

①洗浄する．
②結紮部を少し持ち上げる．
③持ち上げた結紮部下部のプラークに汚染されていない部分を切断する．
④そのまま引き抜く．

### 2) プラークコントロール

術野のブラッシングは抜糸するまで中断し，洗口液などでの含嗽を行う．抜糸後は状態に合わせて軟毛の歯ブラシを用いて弱圧で再開する．歯肉退縮に伴い歯間部に食渣が滞留しやすくなることがあるので注意する．

## 3）術後の対応

術後疼痛・感染予防に対しては抗菌薬や鎮痛薬を投与する．歯肉退縮に伴う象牙質知覚過敏症に対しては知覚過敏処置（→ p.83 参照）を行い，術後の動揺については暫間固定（→ p.84 参照）を行う．

## Ⅲ．切除療法

ポケットを形成している歯肉組織や形態異常の歯槽骨を切除，整形することにより，生理的な歯周組織に改善する手術法．ポケットは確実に除去できるが手術後に**歯肉退縮**が生じるので，象牙質知覚過敏症や審美不良に配慮する必要がある．

### A 歯肉切除術・歯肉整形術 🎯よくでる

#### 1）特徴

ポケットを形成している歯肉の切除（歯肉切除術）や歯肉の形態を修正する（歯肉整形術）ことで生理的な歯肉形態にする．歯肉剥離しないので，骨形態の改善はできない．

#### 2）適応

・**線維性歯肉増殖（薬物性歯肉増殖症など）**

・**歯肉（仮性）ポケット**が形成されている場合

・**比較的浅い骨縁上ポケット**（水平性骨吸収）で角化歯肉が十分な場合

・ロール状や棚状などの形態不良の歯肉

#### 3）術式

①歯周プローブや **Crane-Kaplan のポケットマーカー**でポケット底部を印記し，カークランドメスやオルバンメスを用いてポケット底部に向けて約 45° の角度を目安として**外斜切開**を入れる．

②切除した歯肉を除去後，SRP を行い，必要に応じて歯肉整形を行う．

③歯周パックを行う（縫合は行わない）．

④**修復（上皮性付着）**で治癒する．

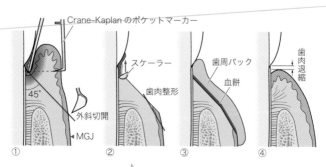

## B 歯肉弁根尖側移動術 よくでる

### 1）特徴

　歯肉弁を歯肉歯槽粘膜境（MGJ）を越えて剝離し，根尖側に移動して縫合することで，**歯周ポケットの除去**と**付着歯肉幅の増加**が期待でき，口腔前庭も拡張する．歯肉縁下齲蝕の明示や臨床的歯冠長延長術といった補綴的・審美的要求がある場合にも用い，その際，歯槽骨切除術と併用することがある．部分層弁，全層弁どちらでも行うことができる．なお，口蓋側はスキャロップ状切開のみで調整する．

### 2）適応症

・角化歯肉はあるが，ポケットが存在し，付着歯肉幅が狭い場合
・補綴的要求のある場合

### 3）術式（部分層弁の場合で，口蓋側以外の部位）

①歯肉縁付近から骨頂に向けての内斜切開，歯肉溝内切開を行い，ポケット内壁を除去する．
②メスを用いて歯槽骨に骨膜が残るように切開を加える．
③両側に MGJ を越える縦切開を入れ，**部分層弁**を作製する．
④歯根面のデブライドメントを行い，歯肉弁を根尖側に移動させ，**骨膜縫合**を行い固定し，歯周パックを行う．
⑤プロービングデプスが減少し，MGJ が根尖側に移動することにより付着歯肉幅が増加する．

歯周外科治療

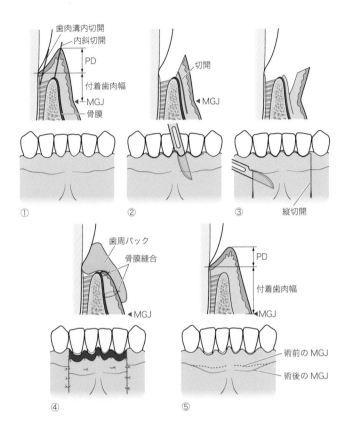

## C 歯槽骨外科手術

### 1) 歯槽骨整形術

棚状の歯槽骨辺縁，骨隆起，外骨症に対して，歯を支持している**固有歯槽骨**（→ p.5 参照）**を削除せず**，骨形態を生理的形態に修正する．歯槽骨頂の高さは変化しない．

### 2) 歯槽骨切除術

クレーター状骨欠損や補綴的要求に対して，**固有歯槽骨を除去し**，骨形態を修正する．歯槽骨頂の高さは減少し，歯冠歯根比は悪化する．

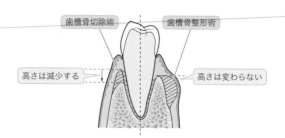

歯槽骨切除術　歯槽骨整形術

高さは減少する　高さは変わらない

## コラム：補綴的要求に対する歯周外科治療：臨床的歯冠長延長術

　歯肉縁下齲蝕などで補綴装置のマージンが生物学的幅径の範囲に入ってしまうと，歯肉の炎症や骨吸収が起こるため，フィニッシュラインを適正な位置に設定する必要がある．生物学的幅径と歯肉溝の深さを考慮して，フィニッシュラインから歯槽骨頂までの距離が3mm以上になるように，**臨床的歯冠長延長術**（clinical crown lengthening procedure）を行う．矯正的挺出，歯槽骨切除術，歯肉切除術，歯肉弁根尖側移動術を応用する．

### ●矯正的挺出

　矯正力を用いて挺出させて，フィニッシュラインを歯肉縁上にする．術後，歯槽骨切除が必要になることがある．

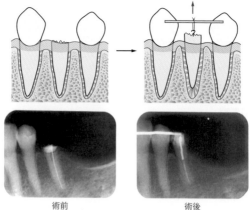

術前　　　　　　　　　術後

矯正的挺出（第100回歯科医師国家試験）
術後はフィニッシュラインと根尖の位置が歯冠側に移動している．

## ●歯槽骨切除術

フィニッシュラインから歯槽骨頂までの距離が3mm以上になるように歯槽骨を切除する.

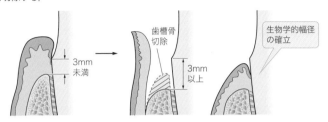

歯槽骨切除術(第110回歯科医師国家試験)
①術前の口腔内写真.
②術前のエックス線画像.
③術中の口腔内写真.（ア）の距離は生物学的幅径とフェルールの高さを考慮し，3mm以上を確保する.

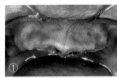

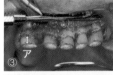

## ●歯肉切除術

フィニッシュラインを覆っている歯肉を切除する.

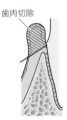

# Ⅳ．組織付着療法

　歯根面や歯周ポケットに蓄積した細菌および細菌由来汚染物質を除去し，歯肉軟組織が歯根面に付着することを促す手術法．基本的に積極的な骨切除や骨整形は行わず，歯肉弁の移動も行わない．歯周ポケット掻爬術と新付着術（ENAP）は歯肉弁剝離も行わない．

## A 歯周ポケット掻爬術

### 1）特徴

　キュレット型スケーラーを用いてポケット内壁のポケット上皮・不良肉芽組織を除去し，ポケットを減少させる方法．歯周基本治療においても同様の手法が用いられることがある．外科的侵襲の小さい術式である．

### 2）適応

・浮腫性歯肉の比較的浅い骨縁上ポケット

・全身的・精神的問題により高度な外科処置ができない場合

### 3）術式

①スケーリング・ルートプレーニング（刃部は歯根面側）を行う．

②キュレット型スケーラーの**刃部をポケット内壁に向け**，歯冠側に掻爬する．その際，歯肉の外側を指で押さえる．

③洗浄後，歯肉を歯根面に圧接する．必要に応じて縫合，歯周パックを行う．

④主に**修復（長い上皮性付着）**で治癒する．

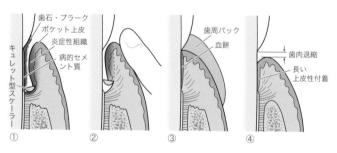

歯周外科治療

## B 新付着術（ENAP）  よくでる

### 1）特徴

　メスを用いてポケット底部に向けた内斜切開を行うことでポケット内壁を除去し，ポケットを減少させる方法．新付着術とあるが，**新付着ではなく長い上皮性付着での治癒**となる．

### 2）適応

・十分な角化歯肉幅を有する浅い骨縁上ポケット

・審美的要求が高い前歯部

### 3）術式

①歯周プローブや **Crane-Kaplan のポケットマーカー**でポケット底部の位置を歯肉外側に印記する．

②歯肉縁付近より**ポケット底部に向けて内斜切開**を行う．

③切除した歯肉組織を除去し，歯根面をスケーリング・ルートプレーニングする．

④洗浄後，歯肉を歯根面に圧接し，縫合する．必要に応じて歯周パックを行う．

⑤主に**修復（長い上皮性付着）**で治癒する．

歯周外科治療

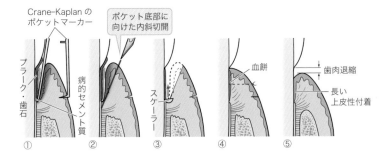

## C　フラップ手術（歯肉剥離掻爬術）  よくでる

### 1）特徴

　歯肉弁（フラップ）を剥離翻転し，術野の明示と器具の到達性を向上させ，病変の処置を確実にする方法の総称．**修復（長い上皮性付着）**で治癒する．代表的なフラップ手術として，**ウィドマン改良フラップ手術**について説明する．

### 2）適応

・歯周（真性）ポケットの存在

・垂直性骨吸収，水平性骨吸収や骨に解剖学的形態異常がある場合

・根分岐部病変や歯根面形態異常がある場合

### 3）術式

①**一次切開**として歯肉縁から 0.5～1.0 mm の位置より**歯槽骨頂に向けた内斜切開**を入れ，**二次切開**として歯槽骨欠損部に到達するように**歯肉溝内切開**を行う．

②一次切開部に骨膜剥離子を挿入し**全層弁剥離**を行う．

③**三次切開**として，歯槽骨頂に沿って水平方向に切開を入れ，キュレット型スケーラーなどで病的歯肉を除去する．切開を行わず，スケーラーによる病的歯肉の除去のみを行うこともある．

④骨欠損部の不良肉芽の除去を行う．

⑤歯根面のスケーリング・ルートプレーニングを行う．

⑥歯肉弁の適合が良好になるように必要に応じて最低限の歯槽骨切除，整形を行う．

⑦歯肉弁内面のトリミングを行う．

⑧洗浄後，縫合，歯周パックを行う．

⑨**修復（長い上皮性付着）**で治癒する．

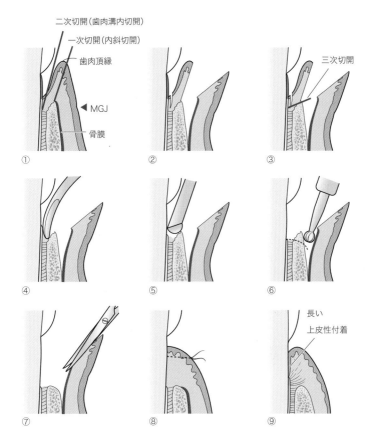

① 二次切開（歯肉溝内切開）
一次切開（内斜切開）
歯肉頂縁
◀ MGJ
骨膜

②

③ 三次切開

④

⑤

⑥

⑦

⑧

⑨ 長い
上皮性付着

ウィドマン改良フラップ手術と歯肉弁根尖側移動術は切開→剥離→搔爬→縫合と術式は類似しているが，形成する歯肉弁形態，戻す歯肉弁の位置，治癒形態に違いがある．

● ウィドマン改良フラップ手術

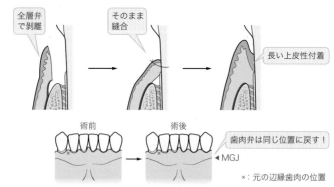

全層弁で剥離

そのまま縫合

長い上皮性付着

術前　　　術後

歯肉弁は同じ位置に戻す！

◀ MGJ

×：元の辺縁歯肉の位置

● 歯肉弁根尖側移動術（アタッチメントロスがある場合）

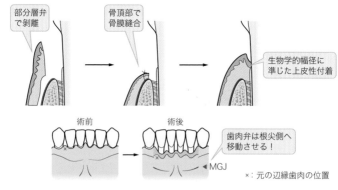

部分層弁で剥離

骨頂部で骨膜縫合

生物学的幅径に準じた上皮性付着

術前　　　術後

歯肉弁は根尖側へ移動させる！

◀ MGJ

×：元の辺縁歯肉の位置

歯周外科治療

| | ウィドマン改良フラップ手術 | 歯肉弁根尖側移動術 |
|---|---|---|
| 治癒形態 | 長い上皮性付着 | 生物学的幅径に準じた上皮性付着 |
| 歯周ポケット | 減少 | 除去 |
| 歯肉の退縮量・歯根の露出量 | 少ない | 大きい（意図的に退縮） |
| 象牙質知覚過敏症 | 起こりにくい | 起こりやすい |
| 術部の治癒 | 早い（一次創傷治癒） | 遅い（二次創傷治癒） |

# Ｖ．歯周組織再生療法

　歯周病により喪失した歯周組織を再生し，新付着を得る外科的手法の総称である．歯周組織再生療法の再評価は 6 か月後に行う．

## Ａ 骨移植術

### 1）特徴

　垂直性骨欠損に対して骨を移植し，歯周ポケットの減少，アタッチメントゲイン，歯槽骨形態の改善，歯周組織の再生を目的とする．移植材は生体親和性が高く，骨形成作用（骨形成能，骨誘導能，骨伝導能）を有し，免疫原性がないことが望ましい．単独もしくは GTR 法や増殖因子と併用する．術後，骨性癒着（アンキローシス）を生じることがある．

### 2）適応

　垂直性骨欠損（2，3 壁性）で，欠損が深く幅が比較的狭い症例

### 3）術式

①術野の清拭消毒・局所麻酔

②プロービング，ボーンサウンディング：歯周ポケット深さと歯槽骨形態を把握する．

③切開：歯肉弁を可及的に保存するため，原則として歯肉溝内切開を行う．

④全層弁剝離翻転

⑤不良肉芽の除去，SRP

⑥骨移植材の採取（自家骨移植）：トレフィンバー，骨ノミ，ボーンスクレイパー

⑦歯肉弁内面の調整・減張切開

⑧骨移植材の塡塞：欠損底部から歯槽骨頂を越えない程度に塡入する．

⑨縫合，歯周パック

歯周外科治療

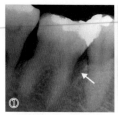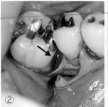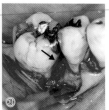

骨移植術（第104回歯科医師国家試験）
①近心に垂直性骨欠損を認める．
②近心に3壁性骨欠損を認める．
③骨欠損部は骨移植材で満たされている．

## 4) 骨移植術の種類  よくでる

| 自家骨移植<br>（autogenous bone graft）　吸収性 | | 骨移植材を同一個体から採取して移植するもの<br>採取部位：上顎結節部，オトガイ部，無歯顎顎堤部，骨隆起部，新鮮抜歯窩など<br>皮質骨と比較して海綿骨では骨芽細胞や間葉系細胞が多い |
|---|---|---|
| 他家骨移植 | 同種骨移植<br>（allograft）<br>吸収性 | 骨移植材を本人以外から採取して移植するもの<br>ヒトから採取・処理した凍結乾燥骨（FDBA）や脱灰凍結乾燥骨（DFDBA）<br>マトリックス成分，タンパク質，BMPなどの増殖因子が残存<br>日本では未承認 |
| | 異種骨移植<br>（xenograft）<br>吸収性（遅い） | ウシなどヒト以外の生物から採取・処理した骨<br>脱タンパク質ウシ骨ミネラル，ウシ焼骨アテロコラーゲンなど |
| 人工骨移植<br>（artificial bone graft）<br>（alloplast） | | 人工合成物を使用するもの<br>バイオセラミックス { ハイドロキシアパタイト（HA）非吸収性 / リン酸三カルシウム（β-TCP）吸収性 / 炭酸アパタイト 吸収性<br>バイオアクティブガラス 非吸収性 |

## 5) 骨移植材の性質

| 骨形成能<br>（osteogenesis） | 骨移植材に含まれる骨芽細胞などが骨形成を促進する |
|---|---|
| 骨誘導能<br>（osteoinduction） | 骨移植材に含まれる増殖因子が間葉系細胞を骨芽細胞に分化させる |
| 骨伝導能<br>（osteoconduction） | 骨移植材の成分が足場となり，細胞の遊走や増殖を促進させる |

歯周外科治療

## 6) 骨移植材の比較 よくでる

|  | 骨形成 | 骨誘導 | 骨伝導 | 利点 | 欠点 |
|---|---|---|---|---|---|
| 自家骨 | ○ | ○ | ○ | 感染リスクなし<br>生体親和性が高い<br>骨再生が速い | 供給側の外科的侵襲<br>あり<br>供給量に制限あり |
| 他家骨<br>同種骨 | × | △<br>(脱灰凍結<br>乾燥骨) | ○ | 供給量に制限なし<br>供給側の外科的侵襲なし | 感染リスクへの不安<br>日本では未認可 |
| 他家骨<br>異種骨 | × | × | ○ | 供給量に制限なし<br>供給側の外科的侵襲なし | 未知の感染リスクへ<br>の不安<br>吸収が遅い |
| 人工骨 | × | × | ○ | 供給量に制限なし<br>供給側の外科的侵襲なし<br>感染リスクなし<br>安価 | 吸収が遅い，吸収し<br>ない |

○：あり，△：不明，×：なし

## B 組織再生誘導法 (GTR 法：guided tissue regeneration method) よくでる

### 1) 特徴

　GTR膜（保護膜，遮断膜，遮蔽膜）を骨欠損に設置することで歯肉上皮由来細胞および歯肉結合組織由来細胞の**根尖側方向への侵入を阻止**し，スペースメイキングすることで歯根膜由来細胞を歯根面に誘導する歯周組織再生療法である．**細胞性セメント質の新生を伴う結合組織性付着による新付着**での治癒である．

歯周外科治療

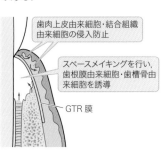

　歯肉上皮由来細胞・結合組織由来細胞の侵入防止

　スペースメイキングを行い，歯根膜由来細胞・歯槽骨由来細胞を誘導

　GTR 膜

### 2）適応症

- 垂直性骨欠損（2，3壁性）
- 根分岐部病変（Lindhe 1〜2度，Glickman 2級，ルートトランクが比較的長い）
- 十分な幅の角化歯肉が存在する場合

### 3）術式

① 歯間乳頭部への刺入は極力避けて局所麻酔を行い，歯肉弁を可及的に保存するため，原則として**歯肉溝内切開**を行う．縦切開は膜応用部から近遠心的に1歯分離れた位置に行い，**全層弁**を剝離する．不良肉芽の除去，スケーリング・ルートプレーニングを行う．

② 近遠心的には最小限，根尖側では3mm程度大きく欠損部を被覆する形態とし，鋭利な箇所がなく丸みを帯びるようにGTR膜のトリミングを行う．吸収性膜の場合は試適膜で形態を合わせてから，吸収性膜をトリミングする．

③ GTR膜は**コーンのプライヤー**で把持し，そのまま縫合も可能である．

④ GTR膜を縫合で固定する場合は**懸垂縫合**を用いる．

⑤ 減張切開を入れ，GTR膜が露出しないように歯肉弁を歯冠側に移動し縫合する．再生スペースをつぶさないように**歯周パックは行わない**．

⑥ 非吸収性膜の場合は術後4〜6週に膜の除去（二次手術）を行う．

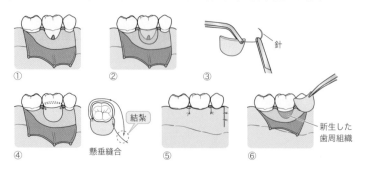

## 4）GTR膜

（1）所要条件

①生体親和性

②**細胞遮断性**：上皮組織・歯肉結合組織由来の細胞遊走を阻止

③歯肉線維との結合：膜の外側と歯肉線維が結合し歯肉退縮による膜の
　露出を防止

④**組織液透過性**：膜の内外で組織液・体液の交換が可能である

⑤**スペースメイキング**：歯根膜由来・歯槽骨由来の細胞遊走を誘導

⑥操作性

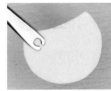 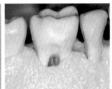 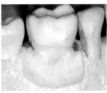

根分岐部病変，裂開型骨欠損へのGTR膜の適用

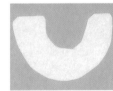 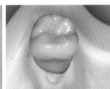 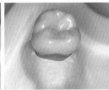

骨縁下欠損（隣接歯なし）へのGTR膜の適用

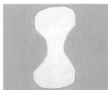 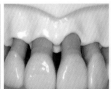 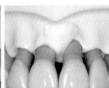

歯間部欠損へのGTR膜の適用

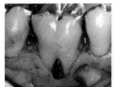 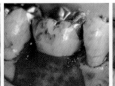 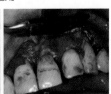

（右下・第115回歯科医師国家試験）

歯周外科治療

(2) GTR膜の種類と特徴

| | 非吸収性膜 | 吸収性膜 |
|---|---|---|
| 材質 | 延伸ポリテトラフルオロエチレン（ePTFE膜） | コラーゲン膜（アテロコラーゲンが主成分の生体由来材料）<br>乳酸–グリコール酸共重合体膜（ポリエステル膜の一種で合成高分子材料） |
| 利点 | ・安定したスペースメイキング<br>・二次手術時に新生組織を肉眼で確認できる | ・二次手術が不要<br>・患者負担が軽減 |
| 欠点 | ・膜除去のための二次手術が必要<br>・膜が露出するリスクがある | ・スペースメイキングがやや困難<br>・新生組織を肉眼で確認できない |

## C エナメルマトリックスタンパク質を応用した手術法  よくでる

### 1) 特徴

歯根発生時に Hertwig 上皮鞘より分泌されるエナメルマトリックスタンパク質は歯根面に沈着すると，未分化細胞の細胞増殖やセメント芽細胞への分化を促進し，セメント質形成を誘導する．この性

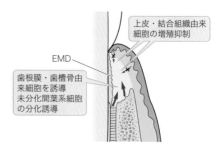

質を利用し，**幼若ブタの歯胚**から抽出・精製された**アメロジェニン**を主成分とするエナメルマトリックスデリバティブ（EMD，商品名：エムドゲイン®ゲル）を応用した歯周組織再生療法である．**無細胞セメント質の新生を伴う結合組織性付着での新付着**を得る．

### 2) 適応症

歯周ポケットの深さが6mm以上，骨欠損の深さがエックス線画像上で深さ4mm以上，幅2mm以上の垂直性骨欠損（2, 3壁の垂直性骨欠損が最適応症）

---

1～2度の根分岐部病変，クラスⅠ，Ⅱの歯肉退縮への根面被覆は日本国内では取り扱い説明文書上，適応症ではない．

### 3）術式

①歯間乳頭部への刺入は極力避けて局所麻酔を行い，歯肉弁を可及的に保存するため，原則として**歯肉溝内切開**を行う．縦切開は必要に応じて行う．

②**全層弁**を剥離する．不良肉芽の除去，スケーリング・ルートプレーニングを行う．

③36％正リン酸，24％中性 EDTA，クエン酸などを用いて歯根面処理（エッチング処理）を行い歯根面の**スミヤー層を除去**する．

④歯根面処理後生理食塩水にて洗浄を行い，歯根面に血液・唾液が触れる前にエナメルマトリックスタンパク質を骨欠損底部より歯根面全体がコーティングされるように塗布する．

⑤必要に応じて減張切開を入れ，歯肉弁を縫合する．歯周パックは基本的に行わない．

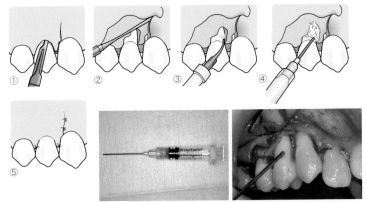

（①〜⑤は三谷章雄，菊池毅，臨床歯周病学第3版，2020）（右下・第114回歯科医師国家試験）

## D 塩基性線維芽細胞増殖因子（FGF-2）製剤を応用した手術法 よくでる

### 1）特徴

塩基性線維芽細胞増殖因子（basic fibroblast growth factor：bFGF,

FGF-2）は歯周組織欠損部の未分化間葉系細胞，歯根膜由来細胞に対して**増殖促進**および**血管新生促進作用**を示し，増殖した細胞は骨芽細胞，セメント芽細胞へと分化し，歯槽骨，セメント質および歯根膜の再生や結合組織性付着の再構成を促す．現在，**ヒト型リコンビナント FGF-2（トラフェルミン）**を主成分とする歯周組織再生誘導剤（商品名：リグロス®）が臨床応用されている．**口腔内に悪性腫瘍の既往歴がある場合は適用できない**．

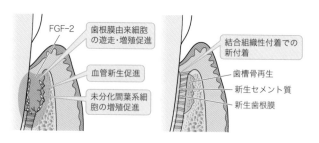

## 2）適応症

　歯周ポケット深さが 4 mm 以上，骨欠損の深さが 3 mm 以上の垂直性骨欠損（2〜3 壁性が最適応症）

## 3）術式

①歯間乳頭部への刺入は極力避けて局所麻酔を行い，歯肉弁を可及的に保存するため，原則として**歯肉溝内切開**を行う．縦切開は必要に応じて行う．

②**全層弁**を剝離する．不良肉芽の除去，スケーリング・ルートプレーニングを行う．

③生理食塩水にて洗浄を行い，歯根面に血液・唾液が触れる前に FGF-2 製剤を骨欠損底部より欠損部位を満たすように投与する．

④必要に応じて減張切開を入れ，歯肉弁を縫合する．必要に応じて歯周パックを行う．

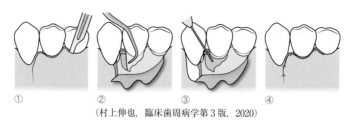

① ② ③ ④

（村上伸也，臨床歯周病学第3版，2020）

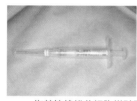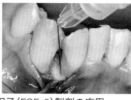

塩基性線維芽細胞増殖因子（FGF-2）製剤の応用

 コラム：ティッシュエンジニアリング（生体組織工学）
―細胞因子・成長因子・足場（スキャフォールド）―

　「工学と医学・生物学の原理を統合することによって，損なわれた組織・臓器の形態と機能を再生し，維持し，改善することを目的とする学問」と定義され，①組織を再生する**細胞因子**（幹細胞など），②細胞が三次元的に遊走・増殖・分化するための**足場（スキャフォールド）**，③細胞の増殖・分化を制御する**シグナル分子・成長因子**により構成されている．歯周領域では，骨移植材，GTR膜は足場（スキャフォールド），エナメルマトリックスタンパク質，塩基性線維芽細胞増殖因子（FGF-2, bFGF），血小板由来増殖因子（PDGF），骨形成タンパク質（BMP-2），インスリン様増殖因子（IGF-1），トランスフォーミング増殖因子（TGF-β）といったサイトカインは成長因子・シグナル分子に含まれる．

歯周外科治療

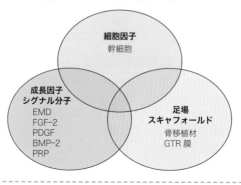

## Ⅵ 歯周形成手術 (periodontal plastic surgery：PPS)

歯肉歯槽粘膜部位の形態異常を改善し，プラークコントロールを行いやすい環境を確立する外科的手法の総称．**歯肉歯槽粘膜形成術**(mucogingival surgery：MGS) ともいう．

### A 小帯切除術

#### 1）特徴

高位付着した小帯を切除して，プラークコントロールがしやすい環境に改善する．遊離歯肉移植術と併用することで切除後の後戻り防止や角化歯肉の増大が期待できる．

#### 2）適応

小帯の付着位置異常，小帯強直症の改善

#### 3）術式

①小帯の両側に切開を入れる．── 切断部は菱形

②切開は骨に達するまで入れる．

③縫合する．歯肉側が寄らない場合は縫合せずに歯周パックを行う．

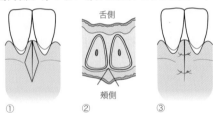

### B 口腔前庭開窓術，口腔前庭拡張術

#### 1）特徴

口腔前庭が狭小な部位に対して，歯肉歯槽粘膜境付近から切開した部分層弁を根尖側に移動させて口腔前庭を拡張する方法で，一部骨膜を切除する口腔前庭開窓術と切除しない口腔前庭拡張術がある．口腔前庭拡張術は遊離歯肉移植術と併用されることがある．

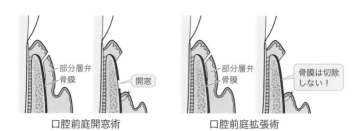

口腔前庭開窓術 　　　　　　　　　口腔前庭拡張術

## 2）適応

口腔前庭狭小部の拡張

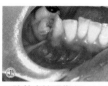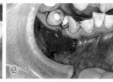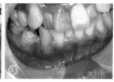

口腔前庭拡張術（第98回歯科医師国家試験）
①術前．小臼歯部に頬小帯が高位付着しており，口腔前庭が狭小である．
②術後．小帯が切除され，部分層弁が根尖側で縫合されている．
③治癒後．口腔前庭が拡張されている．

## C 歯肉弁側方移動術　有茎弁歯肉移植術

### 1）特徴

　1～2歯の歯肉退縮に対して，隣接する部位より有茎移植弁を移動して根面被覆する方法．隣在部に十分な角化歯肉量と口腔前庭の深さが必要である．

### 2）適応

　1～2歯の幅の歯肉退縮の根面被覆

### 3）術式

①露出歯根周囲にV字型あるいはU字型の内斜切開を入れ，移植（受容）床を形成する．一方の隣在歯方向に部分層弁を形成する．部分層弁が移動しやすいようにカットバックを入れる．露出歯根面をSRPする．
②露出歯根面を被覆するように部分層弁を側方に移動して縫合し，歯周パックを行う．

歯周外科治療

③周囲組織と調和のとれた形態で治癒する.

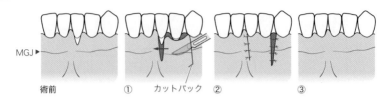

術前　　　①　　カットバック　②　　　　③

## D 両側乳頭弁移動術　有茎弁歯肉移植術

### 1）特徴

　1歯の歯肉退縮に対して，隣接する部位より有茎移植弁を移動して根面被覆する方法.　両隣在部に十分な角化歯肉量と口腔前庭の深さが必要である.

### 2）適応

　1歯の幅の歯肉退縮の根面被覆

### 3）術式

①両隣在歯方向に部分層弁を形成し，露出歯根面を SRP する.

②露出歯根面を被覆するように部分層弁を両側から移動して縫合し，歯周パックを行う.

③周囲組織と調和のとれた形態で治癒する.

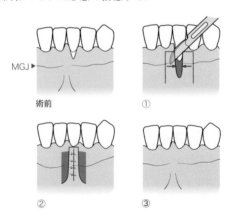

術前　　　①

②　　　　③

## E 歯肉弁歯冠側移動術 有茎弁歯肉移植術

### 1）特徴

1〜数歯の歯肉退縮に対して，根尖側より歯冠側に有茎移植弁を移動して根面被覆する方法．根尖部に十分な角化歯肉量と口腔前庭の深さが必要である．

### 2）適応

1〜数歯の浅い歯肉退縮の根面被覆

### 3）術式

①露出歯根周囲に V 字型あるいは U 字型の切開，CEJ の高さで歯間乳頭部の水平切開および縦切開を入れ，根尖側に部分層弁を形成する．露出歯根面を SRP する．

②部分層弁が移動しやすいように減張切開を入れ，テンションフリーにする．

③露出歯根面を被覆するように部分層弁を歯冠側に移動して縫合し，歯周パックを行う．

④周囲組織と調和のとれた形態で治癒する．

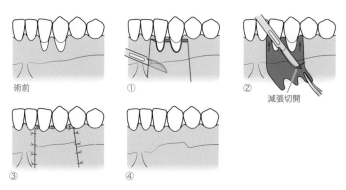

術前　　①　　②　減張切開

③　　④

## 1）特徴

　1歯の歯肉退縮に対して，根尖部に半月状の切開を入れ，根尖側より歯冠側に有茎移植弁を移動して根面被覆する方法．根尖部に十分な角化歯肉量と口腔前庭の深さが必要である．

## 2）適応

　1歯の歯肉退縮の根面被覆

## 3）術式

①歯肉退縮部に SRP を行い，平坦化する．

②露出歯根の根尖側に半月状の切開を入れる．

③歯頸部と半月状切開部が骨膜が残存した状態で交通するように切開する．

④露出歯根面が被覆するように部分層弁を歯冠側に移動し，歯周パックを行う．

⑤周囲組織と調和のとれた形態で治癒する．

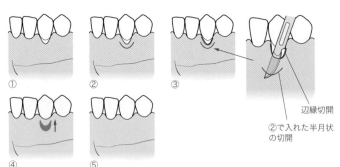

①

②

③

辺縁切開

②で入れた半月状の切開

④

⑤

**G** 歯肉弁根尖側移動術 → p.100 参照

## H 遊離歯肉移植術 よくでる 遊離軟組織移植術

### 1）特徴

　口蓋側歯肉から採取した上皮と結合組織から構成されている移植片を移植し，角化歯肉幅の増加や根面被覆を行う方法．口腔前庭の拡張や歯肉退縮の停止も期待できる．**手術創が2か所**となり，供給側である口蓋は開放創となる．移植後は**島状形態（グラフトアイランド）**となり周囲組織の色調と調和しないため，審美領域では適用できない．また，角化歯肉の不足によるブラッシング時の疼痛がある場合に，歯周環境改善を目的として応用される場合もある．

### 2）適応

・付着歯肉の獲得・増大

・口腔前庭の拡張

・1〜多数歯の根面被覆（審美領域以外）

### 3）術式

①部分層弁を形成し，移植床の最根尖側に移動させて縫合する．下顎小臼歯の際はオトガイ動脈・神経の損傷に注意する．

> 口腔前庭拡張術をイメージ

②移植床と同側の口蓋側歯肉（第二小臼歯・第一大臼歯付近）から骨を露出させないように上皮を含めた移植片（厚さ1.5〜2mm）を採取する．この際，大口蓋動脈・神経の損傷に注意する．開放創になるため，必要に応じて止血シーネなどで止血を行う．

③移植片の内面をトリミング後，上皮側が外側にくるように移植床に移植する．単純縫合，オーバーレイ縫合（移植片を受容床に密着固定するための縫合）を行い，歯周パックを行う．

④島状形態（グラフトアイランド）で治癒する．

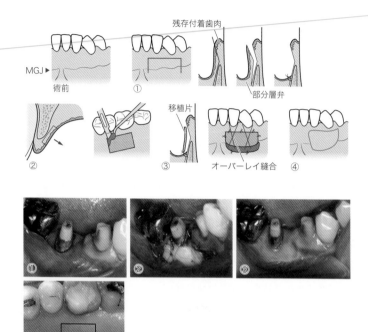

遊離歯肉移植術(第108 (①〜③), 103 (④)回歯科医師国家試験)
①術前. 角化歯肉がなく, 口腔前庭が狭小である.
②術後. 遊離歯肉が移植され, 縫合にて固定されている(オーバーレイ縫合).
③治癒後. 狭小部位に角化歯肉が増大し, 口腔前庭が拡張している.
④供給側. 第二小臼歯・第一大臼歯付近の口蓋側歯肉で歯頸部から距離(3mm以上)を確保する.

歯周外科治療

# ❙ 歯肉結合組織移植術 🎯よくでる 遊離軟組織移植術

## 1) 特徴

口蓋側歯肉から採取した結合組織からなる移植片を移植し, 角化歯肉幅の増加や根面被覆を行う方法. 遊離歯肉移植と同様に**手術創が2か所**となり, 供給側である歯肉に十分な厚みが必要であるが, **供給側は閉鎖創**となる. 移植片は歯肉弁と骨膜側の**2方向から血液供給**を受けること

ができるので，移植片の生着が良好であり，移植後の周囲組織との調和が良好である．上皮を含まないため，欠損部歯槽堤部に移植片を挿入することにより歯槽堤部の厚みや高さを増大できる（→ p.139 コラム参照）．

## 2）適応

・1歯から数歯までの根面被覆
・付着歯肉の獲得，増大
・欠損部歯槽提の増大

## 3）術式

①歯肉退縮部の近遠心隅角から根尖側方向に縦切開を加え，部分層弁を形成する．露出歯根面を SRP する．

②移植床と同部位の口蓋側歯肉（小臼歯付近）に上皮を含めた部分層弁を剝離後，その下部の結合組織を採取する．この際，大口蓋動脈・神経の損傷に注意する．剝離した部分層弁を縫合し閉鎖創とする．

③移植片を部分層弁が剝離してある供給床に設置し，必要に応じて縫合固定する．

④剝離した部分層弁を移植片を挟み込むように戻し，縫合後，歯周パックを行う．

⑤周囲組織と調和のとれた形態で治癒する．

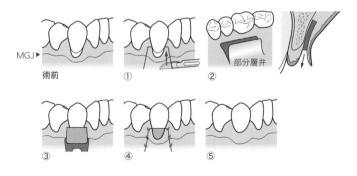

歯周外科治療

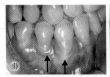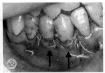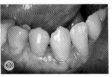

歯肉結合組織移植術（第107回歯科医師国家試験）
①術前．歯肉退縮を認める．
②術後．歯肉退縮部が移植片で被覆されている．
③治癒後．遊離歯肉移植と異なる審美的な治癒形態である．

CHECK!　有茎弁歯肉移植術（歯肉移動術）と遊離軟組織移植術の比較

　有茎弁歯肉移植術では，移植片への血液供給が良好で手術創が1か所で，移植後の色調や性状が周囲組織と調和する．遊離軟組織移植術は手術創が2か所になり，移植片は一時的に血流が遮断されるが，広範囲の根面被覆が可能となり，欠損歯槽堤増大などにも応用できる．

　コラム：Miller の歯肉退縮の分類

　歯肉退縮の程度，歯間隣接部の付着喪失や歯槽骨吸収，歯列不正の有無により，根面被覆の予知性を分類したもの．

|  | クラスⅠ | クラスⅡ | クラスⅢ | クラスⅣ |
|---|---|---|---|---|
| MGJ ▶ |  |  |  |  |
| 歯肉退縮の程度 | MGJ に達しない | MGJ に達する | MGJ に達する | MGJ に達する |
| 歯間歯肉・骨の喪失 | なし | なし | わずかにあり | 著明 |
| 歯の位置異常 | なし | なし | 軽度にあり | あり |
| 根面被覆の予知性 | 100%被覆 | 100%被覆 | 部分的な被覆 | 期待できない |

(Miller, 1985)

歯周外科治療

# Chapter 9

# 根分岐部病変の治療

---

**Check Point**

・根分岐部病変の病態・原因を理解する.

・根分岐部病変の治療方針（保存療法・切除療法）を理解する.

---

## Ⅰ. 根分岐部病変の治療方針

### A 検査, 診察

主にファーケーションプローブ（→ p.37 参照）やエックス線画像により以下の内容を把握し, 歯根ごとに保存の可否を判定することで治療方針を決定する.

#### 1) 根分岐部の歯周組織破壊の程度

・水平方向：**Lindhe と Nyman の分類, Glickman の分類**

（→ p.38 参照）

・垂直方向：Tarnow の分類（垂直方向への破壊程度：根分岐部天蓋と歯槽骨頂部との距離）

#### 2) 根分岐部病変にかかわる病変の有無

髄床底部や根管壁の穿孔, 歯根破折, 歯内疾患（根尖病巣, 副根管・髄管・側枝）, 外傷性咬合が原因となっている.

#### 3) 解剖学的形態 → p.25 参照

**エナメル突起・エナメル滴（エナメル真珠）**, 根面溝・歯根面の陥凹, 根間稜（バイファーケーショナルリッジ）, 樋状根, **ルートトランクの長さ**, 歯根離開度, 歯根の彎曲度, 歯冠歯根比が関連している.

ルートトランクが長い場合，根分岐部病変になりにくいが，罹患すると予後不良になりやすい．GTR 法では比較的ルートトランクが長いほうが GTR 膜の設置がしやすい．歯の分割には，ルートトランクが短く，歯根離開度が大きいほうが適している．

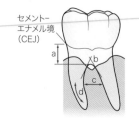

a：ルートトランクの長さ．CEJ から根分岐部入口までの距離
b，c：歯根離開度（b：角度，c：距離）
d：歯根の彎曲度

## B 根分岐部病変に対する治療法の選択基準 🎯 よくでる

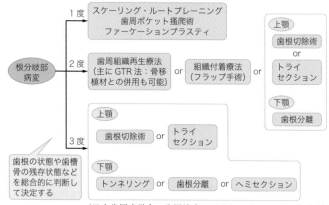

（日本歯周病学会，歯周治療のガイドライン 2022 より改変）

| 処置法 | | Lindhe と Nyman の分類 | | |
|---|---|:---:|:---:|:---:|
| | | 1 度 | 2 度 | 3 度 |
| 歯根の保存療法 | 歯周ポケット搔爬術 | ○ | ○ | |
| | ファーケーションプラスティ | ○ | ○ | |
| | トンネリング | | ○ | ○ |
| | 歯根分離 | | ○ | ○ |
| | フラップ手術 | ○ | ○ | ○* |
| | 歯組織再生療法 | ○ | ○ | |
| 歯根の切断除去療法 | 歯根切除術 | | ○ | ○ |
| | ヘミセクション，トライセクション | | ○ | ○ |
| 抜歯 | | | | ○ |

*他の処置と併用　　　（八重柏隆，村井治：臨床歯周病学第 2 版，2013 より改変）

根分岐部病変

## Ⅱ. 歯根の保存療法 🎯よくでる

### A スケーリング・ルートプレーニング→p.75 参照

### B 歯周ポケット掻爬術→p.104 参照

### C 組織付着療法（フラップ手術）

根分岐部を明視野で処置するために他の方法と併用する場合もある.

### D 歯周組織再生療法（GTR 法，骨移植を応用した手術法）

→ p.109 参照

### E ファーケーションプラスティ（ファルカプラスティ，根分岐部形態修正，根分岐部整形術）

1度から軽度2度の症例に対して，エナメル突起などを削除する**歯の整形術（オドントプラスティ）**や根分岐部周囲の歯槽骨を整形する**歯槽骨整形術（オステオプラスティ）**を行い，根分岐部の清掃性を向上させる.

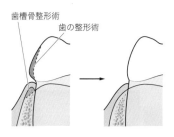

歯槽骨整形術
歯の整形術

根分岐部病変

### F トンネリング（トンネル形成術，トンネルプレパレーション）

進行した**2～3度**の症例に対し，水平的に歯間ブラシが貫通するように根分岐部天蓋（ルーフ，フォルニクス）の形態修正や歯肉切除，フラップ手術などを行う．根面齲蝕のリスクが高い.

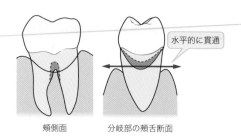

頬側面　　　　　分岐部の頬舌断面

水平的に貫通

## G 歯根分離（ルートセパレーション，歯根分割術）

　主に**下顎大臼歯**の進行した**2〜3度**の症例に対し，根分岐部で歯冠とともに歯根を切断分割する．分割後の支持が良好な場合に行い，歯内治療および歯冠補綴（単冠もしくは連結冠）が必要となる．切断面にオーバーハングが残存しないように注意が必要である．

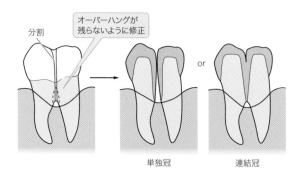

分割

オーバーハングが
残らないように修正

or

単独冠　　　　　連結冠

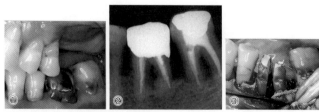

歯根分離（第107回歯科医師国家試験）
①：術前口腔内写真，②：術前エックス線画像，③：歯根分離

# Ⅲ. 歯根の切断除去療法 よくでる

## A 歯根切除術（ルートリセクション，ルートアンプテーション）

主に**上顎大臼歯で１根のみに高度の骨吸収**があり，その他の支持が良好な場合に行う．

歯冠は削らず，歯根のみ根分岐部で切断，除去する．切断面に直接覆髄法を行う場合もあるが，成功率は低いため，通常は根管治療後に行う．切除部がオーバーカントゥアになりやすい．

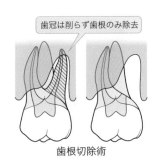

歯冠は削らず歯根のみ除去

歯根切除術

## B 歯根分割抜去（ヘミセクション，トライセクション）

歯冠とともに根分岐部で歯根を分割し，保存不可能な根を歯冠部含めて抜去する．**ヘミセクションは下顎大臼歯，トライセクションは上顎大臼歯**に適用する．歯内治療，歯冠補綴が必要である．切断面にオーバーハングが残存しないように注意が必要である．

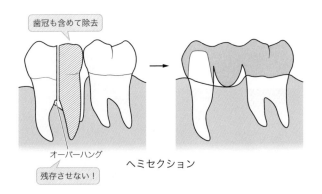

歯冠も含めて除去

オーバーハング
残存させない！

ヘミセクション

根分岐部病変

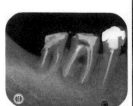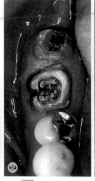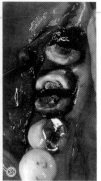

歯根分離（<u>6</u>），ヘミセクション（<u>7</u>）（第103回歯科医師国家試験）
①：術前エックス線画像，②：術前口腔内写真，③：術中口腔内写真
（<u>6</u>：歯根分離，<u>7</u>：ヘミセクション）

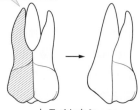

歯冠も含めて除去

トライセクション

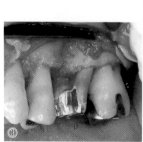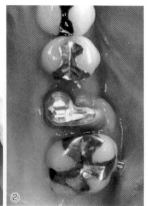

トライセクション（第111回歯科医師国家試験）
①：術中，②：術後

##  C 抜歯 → p.71 参照

根分岐部病変が重度であり，処置を行っても予後不良と予想される場合（歯冠歯根比の不良，プラークコントロール困難，破折のリスクなど）は，抜歯を選択する．

### コラム：術式の1つとしてのファーケーションプラスティ

ファーケーションプラスティは他の治療法と併用されることが多く，歯周外科治療の1つとしてだけでなく，術式の1つとして歯科医師国家試験では表現されることがある．

①ではエナメル突起（矢印）が存在したため，GTR法の術式の1つとして扱われており，②では以前にヘミセクションをした箇所にオーバーハング（矢印）が残存しているため，フラップ手術と併用している．

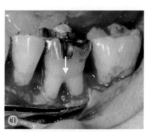

（第109回歯科医師国家試験）

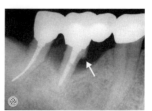

（第106回歯科医師国家試験）

根分岐部病変

# Chapter 10

# 口腔機能回復治療

> **Check Point**
> ・咬合治療について理解する.
> ・修復・補綴治療，永久固定について理解する.
> ・歯周補綴について理解する.
> ・歯周-矯正治療について理解する.
> ・歯周病患者におけるインプラント治療を理解する.

## I. 咬合治療

　支持組織が低下している歯周病患者に対して，咬合調整（→ p.85 参照）やブラキシズムへの対応（→ p.64 参照）により外傷性咬合を除去し，歯周組織を安定させる.

## II. 修復・補綴治療

　歯周病患者では支持組織が減少しているので歯冠歯根比や咬合状態を考慮するとともに，清掃性や審美性にも留意する必要がある.

### A 歯冠修復補綴 →『パーフェクトマスタークラウンブリッジ補綴学』

#### 1）フィニッシュライン

　歯周組織の健康維持の観点からは歯肉縁上が望ましいが，審美面や維持を考慮する場合は歯肉縁下に設定する．歯肉縁下に設定する場合は**生物学的幅径内には設定せず**，歯肉溝底部から少なくとも 0.5 mm 離す.

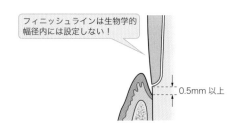

フィニッシュラインは生物学的幅径内には設定しない！

0.5mm 以上

## 2）歯冠形態

（1）咬合面

　**頬舌側幅径を小さくし**，過度の咬頭傾斜を避け，咬合力が歯軸方向にかかるようにする．

（2）唇舌面

①豊隆（カントゥア）

　食物の流れを考慮した適切な豊隆（カントゥア）を付与することで，自浄性，清掃性およびマッサージ効果が得られる．

　最大豊隆部は**頬側で歯冠の歯頸側 1/3**，**舌側で 1/2** を目安とする．

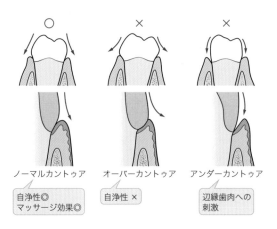

| ○ | × | × |
| ノーマルカントゥア | オーバーカントゥア | アンダーカントゥア |
| 自浄性◎ マッサージ効果◎ | 自浄性 × | 辺縁歯肉への刺激 |

口腔機能回復治療

②エマージェンスプロファイル

　歯肉縁付近のS字状の形態のことで，歯肉縁下でマージンの適合性と歯周組織との調和をはかり，プラークの侵入防止を期待するサブジンジバルカントゥアと，歯肉縁上で清掃性や審美性に影響するスープラジンジバルカントゥアからなる．

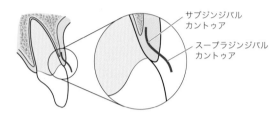

サブジンジバルカントゥア

スープラジンジバルカントゥア

### （3）隣接面

　適切な形態，位置，強さでない場合，食片圧入の原因となる．

①接触点

　**形態**：前歯部で上下的，臼歯部で頬舌的な楕円形（1～2mm）

| 部位 | 前歯部 | 臼歯部 |
|------|--------|--------|
| 形態 | 上下的：切縁寄り 1/3～1/5<br>頬舌的：唇舌的中央 | 上下的：歯頂側寄り 1/3～1/4<br>頬舌的：頬側寄り 1/3～中央 |

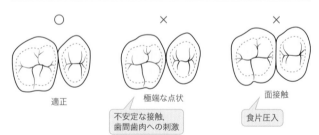

○
適正

×
極端な点状

不安定な接触，歯間歯肉への刺激

×
面接触

食片圧入

**位置**：適正な鼓形空隙を付与する（上部鼓形空隙＜下部鼓形空隙）．特に前歯部では，歯槽骨頂から接触点までの距離を 4.5～5.0 mm として，ブラックトライアングルを防止する．

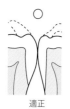

適正

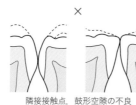

隣接接触点，鼓形空隙の不良

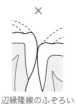

辺縁隆線のふぞろい

**強さ**：正常範囲は 50～110 μm

| コンタクトゲージ | | | 判定 |
|---|---|---|---|
| 50 μm | 110 μm | 150 μm | |
| 青・緑 | 黄 | 赤 | |
| × | × | × | 不可 |
| ○ | × | × | 適正 |
| ○ | ○ | × | 注意 |
| ○ | ○ | ○ | 不可 |

×：入らない　○：入る
（クラウンブリッジ補綴学 第5版より改変）

②辺縁隆線：そろえる

## B 欠損補綴

**1）ポンティック**→『パーフェクトマスタークラウンブリッジ補綴学』

（1）清掃性を基準とした分類

・完全自浄型：離底型
・半自浄型：船底型，偏側型，リッジラップ型，モディファイドリッジラップ型
・非自浄型：鞍状型，オベイト型，モディファイドオベイト型，有根型，有床型

回口復腔治機療能

（2）ポンティック基底面の清掃用具

　歯間ブラシ，ワンタフトブラシ，フロス（フロススレッダー併用もしくはスーパーフロス）

**2）義歯**→『パーフェクトマスターパーシャルデンチャー補綴学』

（1）構成要素

①**レスト**：鉤体（もしくは義歯）と支台歯の間隙への食片圧入を防止する．遊離端義歯では粘膜負担の均等化と支台歯の負担軽減のため近心レストに設定する．

②**クラスプ（鉤腕）**：自浄性を考慮し，食物の流れを阻害しない形態（線鉤＞鋳造鉤，バークラスプ＞環状鉤）とし，鉤腕と歯頸線は 1 mm 以上離す．

③**隣接面板（ガイドプレート）**：ガイドプレーンと適正に組み合わせて食片圧入を防止する．

④**大連結子**：**上顎では 5 mm 以上，下顎では 3〜4 mm 以上**辺縁歯肉から離して自浄性を確保する．

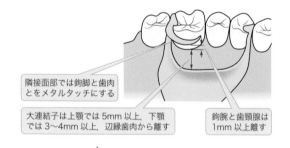

隣接面部では鉤脚と歯肉とをメタルタッチにする

大連結子は上顎では 5mm 以上，下顎では 3〜4mm 以上，辺縁歯肉から離す

鉤腕と歯頸腺は 1mm 以上離す

（2）清掃方法

　義歯の清掃（デンチャープラークコントロール）は義歯用ブラシで**歯磨剤を使用せず**にすべての構成要素を機械的清掃後，義歯洗浄剤（酵素系，次亜塩素酸系，過酸化物系など）にて化学的清掃を行う．支台歯は欠損側にプラークが付着しやすい．

コラム：補綴治療の前処置 よくでる

　フィニッシュラインの位置，ポンティック形態や歯軸方向を調整し，良好な補綴装置形態を得るために前処置を行うが，歯周外科治療の手技が応用されることがある.

①**歯槽堤増大術**（遊離軟組織移植術，GBR 法，骨移植術）

②**挺出（エクストルージョン）**

③ルートセパレーション後の矯正治療

④アップライティング（整直）

⑤**歯槽骨切除術**

⑥歯周形成手術による歯頸ラインの調整（歯肉弁根尖側移動術，根面被覆）

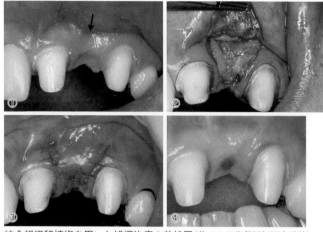

結合組織移植術を用いた補綴治療の前処置（第 105 回歯科医師国家試験）
①術前. 歯槽堤部が陥凹している（矢印）.
②術中. 部分層弁が剥離され，結合組織移植片が設置されている.
③術後. 移植片は完全に被覆されている.
④治癒後. 陥凹していた歯槽堤部が増大している.

## C 永久固定

　歯周基本治療，歯周外科治療後に歯の動揺が残存している場合に，歯を永久的に固定することで，二次性咬合性外傷，歯の移動や食片圧入の防止をはかる．

永久固定の種類

| 種類 | 特徴 | 固定式/可撤式 | 使用例 |
|------|------|------------|--------|
| 内側性固定 | 固定源が歯質の内側にある | 固定式 | 連結インレー |
| 外側性固定 | 固定源が歯質の外側にある | 固定式 | 連続冠<br>3/4冠，ピンレッジ<br>接着性レジン |
| | | 可撤式 | コーヌステレスコープ義歯<br>スウィングロックアタッチメント義歯<br>連続鉤<br>バーアタッチメント義歯 |

## Ⅲ. 歯周補綴

　進行した歯周病によって動揺や欠損が生じた症例に対して，残存歯を維持するための修復補綴処置を歯周補綴ということがあり，固定性ブリッジ，可撤性義歯，可撤性テレスコープ義歯，インプラント治療などが含まれる．クロスアーチブリッジは歯列のアーチを両側に連結している固定性ブリッジで，咬合性外傷を軽減できる．カンチレバーブリッジ（延長ブリッジ，遊離端ブリッジ）は清掃性や咬合に注意が必要である．

# Ⅳ. 歯周-矯正治療

## A 目的

　歯周病患者に矯正治療を行い，歯列不正や不正咬合などのプラークリテンションファクターや外傷性因子を除去する．歯の挺出やアップライティング（整直）することにより，垂直性骨欠損や歯の平行性の改善（歯軸方向への力の伝達），歯肉縁下齲蝕に対するフィニッシュライン設定，歯冠歯根比の改善などの修復補綴の前処置として行う．

## B 時期

　原則として，歯周基本治療，歯周外科治療を行い炎症性因子や外傷性因子を除去した状態から開始するが，歯肉退縮などがあった場合は歯周-矯正治療後に歯周外科治療を行うことがある．

## C 注意点

　適正なプラークコントロール下では矯正力により炎症が助長されることはなく，アタッチメントロスも起こらない．そのため，矯正治療中は炎症のコントロールを厳密に行い，炎症が生じた場合は動的治療を中断し歯周治療を再開する．歯周病患者では保定期間を長くする．

口腔機能回復治療

# V. インプラント治療

## A 歯周組織とインプラント周囲組織

インプラント周囲組織では**歯根膜やセメント質が存在しない**ため，歯根膜由来の血液供給がなく，コラーゲン線維はインプラントに平行に走行しており，**プローブへの抵抗性やバイオフィルムに対する防御力が低い**．

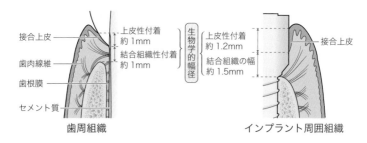

歯周組織

インプラント周囲組織

歯周組織とインプラント周囲組織の共通点

| | 歯周組織 | インプラント周囲組織 |
|---|---|---|
| 粘膜組織の形態 | 口腔上皮，歯肉溝上皮につながり接合上皮に移行 | 口腔上皮，インプラント周囲溝上皮につながり接合上皮に移行 |
| 接合上皮 | 天然歯表面にヘミデスモゾームを介して付着し，軟組織辺縁より約2mm根尖側で終結 | インプラント表面にヘミデスモゾームを介して付着し，軟組織辺縁より約2mm根尖側で終結 |
| 口腔上皮 | 高度に角化した口腔上皮 | 高度に角化した口腔上皮 |
| 生物学的幅径 | 約1mm幅の上皮性付着および結合組織性付着が認められ，約2mmの生物学的幅径が存在 | 約1.2mm幅の接合上皮と，骨頂上に約1.5mm幅の結合組織が存在するため，約2.7mmの生物学的幅径が存在 |

(日本歯周病学会編，歯周病患者における口腔インプラント治療指針およびエビデンス 2018 より改変)

口腔機能回復治療

|  | 歯周組織 |  | インプラント周囲組織 |
|---|---|---|---|
| 結合組織の成分 |  |  |  |
| コラーゲン含有量 | 歯肉 | < | インプラント周囲粘膜 |
| 線維芽細胞 | 歯肉 | > | インプラント周囲粘膜 |
| コラーゲン線維の走行 | 歯根に垂直および平行 |  | インプラントに平行 |
| セメント質 | 有 |  | 無 |
| 歯根膜 | 有 |  | 無 |
| 歯槽骨との関係 | 歯根膜組織が介在 |  | 骨結合(オッセオインテグレーション) |
| 血液供給 | 歯根膜, 歯槽骨, 歯肉 |  | 顎骨, インプラント周囲軟組織 |
| プロービング時の抵抗性 | 歯肉 | > | インプラント周囲粘膜 |
| プラークに対する抵抗性 | 歯肉 | > | インプラント周囲粘膜 |
| カントゥアの大きさ | 歯肉 | < | インプラント周囲粘膜 |

(日本歯周病学会編, 歯周病患者における口腔インプラント治療指針およびエビデンス 2018 より改変)

## B ティッシュマネジメント

歯周外科治療を応用した, インプラント周囲組織の改善をはかる処置のこと.

### 1) ハードティッシュマネジメント

骨を増大させる処置のこと.

骨の造成（増生）には，骨移植や GTR 法の理論を応用し, 遮断膜（GBR膜）を用いて上皮および結合組織の侵入を阻止し, 骨由来組織が増殖するスペースを確保する**骨再生誘導法**（guided bone regeneration method：**GBR 法**）がある.

骨欠損が大きく，スペースメイキングが難しい場合は骨移植を併用する.

口腔機能
回復治療

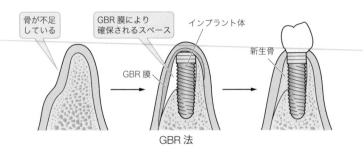

骨が不足している

GBR膜により確保されるスペース

インプラント体

GBR膜

新生骨

GBR法

## 2）ソフトティッシュマネジメント

　角化粘膜の増大や審美性の向上をはかる処置のこと．

　軟組織の増大には遊離歯肉移植術，結合組織移植術，歯肉弁根尖側移動術などが応用される．

## C リスクファクター

　インプラント治療のリスクファクターは歯周病と類似している．

インプラント治療のリスクファクター

| 全身的因子 | 局所的因子 |
|---|---|
| 全身疾患<br>　糖尿病<br>　心疾患：心筋梗塞，狭心症，不整脈，高血圧症<br>　骨粗鬆症<br>　精神疾患<br>　関節リウマチ<br>絶対的禁忌症：重症心臓病，血友病，腎透析，末期の悪性腫瘍，チタンアレルギー，放射線治療（顎骨）<br>免疫能：HIV，AIDS，白血病，臓器移植<br>生活習慣<br>　喫煙<br>　メタボリック・シンドローム | コントロールされていない歯周病<br>プラークコントロール不良<br>残存歯や欠損部の状態（根尖病巣や角化粘膜）<br>咬合，ブラキシズム<br>歯槽骨量と骨質（骨密度） |

（日本歯周病学会，歯周病患者における口腔インプラント治療指針およびエビデンス2018 を参考に作成）

## D インプラント周囲疾患

細菌感染や過重負担などによりインプラント周囲に生じた炎症性病変で，可逆的で周囲軟組織に限局した**インプラント周囲粘膜炎**と非可逆的で骨吸収を伴う**インプラント周囲炎**に分類される.

インプラント周囲疾患の診断基準

| | BOP | 排膿 | PD | 骨吸収 |
|---|---|---|---|---|
| **健康** | − | − | 変化なし | − |
| **インプラント周囲粘膜炎** | + | −／+ | 変化なし ／増加 | − |
| **インプラント周囲炎** | + | −／+ | 増加 (6 mm 以上)* | + (3 mm 以上)* |

*比較する検査結果がない場合

（臨床歯周病学第3版を参考に作成）

# Chapter 11

# メインテナンス・SPT

---

**Check Point**

・治癒と病状安定の定義を理解する
・メインテナンス・SPT の対象や内容を理解する

---

## I. 治癒・病状安定 ◉よくでる

　積極的歯周治療後の再評価で，**治癒**と**病状安定**に判定される．プラークコントロールは良好（O'Leary のプラークコントロールレコードが**20％以下**）であるのが前提なので，判定基準には入らない．

### A 治癒

　歯周組織が臨床的に健康を回復した状態を示し，歯肉退縮や根分岐部の露出があっても治癒と判断することがある．

　基準は，①**歯肉の炎症やプロービング時の出血がない**，②**歯周ポケット深さが 4 mm 未満**，③**歯の動揺は生理的範囲内**である．

### B 病状安定

　歯周組織のほとんどが健康を回復したが，一部に病変が休止している状態を示す．

　基準は，①**プロービング時の出血がない 4 mm 以上の歯周ポケット**，②**根分岐部病変**，③**歯の動揺**などがある状態である．全身性疾患や患者側のリスクによって歯周外科治療ができない場合も含まれる．

| 状態 | 治療内容 | 具体的内容 |
|---|---|---|
| 治癒 | メインテナンス | 動機づけ(モチベーション)<br>口腔衛生指導(プラークコントロール)<br>専門的機械的歯面清掃(PMTC)<br>スケーリング・ルートプレーニング(SRP) |
| 病状安定 | サポーティブペリオドンタルセラピー(SPT) | 動機づけ(モチベーション)<br>口腔衛生指導(プラークコントロール)<br>専門的機械的歯面清掃(PMTC)<br>スケーリング・ルートプレーニング(SRP)<br>歯周ポケット内洗浄<br>歯周ポケット内抗菌薬投与(LDDS)<br>外傷性因子の除去(咬合調整, 固定) |
| 病状進行 | 歯周外科治療など | 歯周外科治療<br>口腔機能回復治療 |

歯肉退縮や象牙質知覚過敏症に対してはフッ化物応用などを随時行う.

(日本歯周病学会編, 歯周治療の指針 2015 より改変)

## Ⅱ. 定義と対応内容 ●よくでる

患者の状態によってメインテナンスと SPT を行う.

### A メインテナンス (maintenance)

治癒した歯周組織を維持するための健康管理で, 患者本人のセルフケア (ホームケア), 医療機関による動機づけやプロフェッショナルケア (専門的ケア) からなる.

### B サポーティブペリオドンタルセラピー (supportive periodontal therapy：SPT) (歯周病安定期治療)

病状安定の歯周組織を維持するための治療であり, メインテナンスで行う内容の他に歯周ポケット, 根分岐部病変, 動揺への対応が必要となる.

メインテナンス・SPT

# Ⅲ. 検査項目とリコール間隔

　リコール時の検査は，通常の初診時や再評価時と同様にプラークコントロール状態，歯周ポケット深さや臨床的アタッチメントレベル，プロービング時の出血，歯の動揺度，エックス線画像，咬合，根分岐部病変の状態を評価する．

　間隔の決定にはプラークコントロールの状態の他に，① PD 5 mm 以上の部位数，②プロービング時の出血の割合（BOP 陽性率），③年齢に対する支持組織の喪失（骨吸収年齢比），④ 28 歯中の喪失歯数，⑤全身性疾患・遺伝（特に糖尿病），⑥環境・生活習慣（特に喫煙）を考慮する．

　移行当初やリスクが高い場合は 1 か月ごとに行い，状態が安定していれば 3〜6 か月ごとと状況に応じて増減させる．一般的には 3 か月ごとに行われる．

■必修の基本的事項

| 大項目 | 中項目 | 小項目 | 本書対応 Chapter |
|---|---|---|---|
| 3　予防と健康管理・増進 | ウ　予防手段 | c　口腔清掃 | Chapter 7　p.72〜74 |
| 4　人体の正常構造・機能 | ア　全身・口腔の構造と機能 | d　組織（上皮組織, 結合〈支持〉組織〈血液を含む〉, 筋組織, 神経組織） | Chapter 1 |
|  |  | g　免疫（免疫担当細胞, 自然免疫, 体液性免疫, 細胞性免疫, 粘膜免疫） | Chapter 2 |
|  | イ　全身・口腔の生態系 | c　プラーク〈口腔バイオフィルム〉 | Chapter 3　p.21〜23 |
| 5　人体の発生・成長・発達・加齢変化 | エ　人体の加齢変化 | a　細胞・組織・器官の形態的変化（口腔および顎骨を含む） | Chapter 2　p.19 |
|  |  | b　高齢期の生理的特徴 |  |
| 6　主要な疾患と障害の病因・病態 | ア　疾病の概念 | d　炎症 | Chapter 2　p.10〜15 |
|  | イ　口腔・顎顔面領域の疾患と障害の概念 | c　歯周疾患 | Chapter 5 |
| 7　主要な症候 | イ　口腔・顎顔面領域の症候 | d　歯周組織の症候 | Chapter 5 |
|  | ウ　全身的疾患に関連する口腔・顎顔面領域の症候 | c　急性白血病に伴う症候（歯肉出血など） | Chapter 5 |
|  |  | d　後天性免疫不全症候群〈AIDS〉に伴う症候（カンジダ症, 歯周疾患, 毛状（様）白板症など） |  |
|  |  | e　ウイルス感染に伴う症候（水疱など） |  |
|  |  | g　金属アレルギーに伴う症候 |  |
|  |  | h　糖尿病に伴う症候（口腔乾燥, 歯周疾患など） |  |
|  | エ　薬物に関連する口腔・顎顔面領域の症候 | a　歯の変色, 歯の形成不全, 歯肉肥大〈歯肉増殖〉, 多形〔滲出性〕紅斑, 抗腫瘍薬による口腔粘膜炎, 菌交代症に伴う症候, 顎骨壊死, 唾液分泌量減少・増加, 感覚異常 | Chapter 5　p.55〜56 |
| 8　診察の基本 | キ　歯・歯周組織の診察 | c　歯周組織 | Chapter 2　p.15〜18 |
| 9　検査・臨床判断の基本 | オ　口腔・顎顔面の検査 | b　歯周組織の検査 | Chapter 4 |

| 大項目 | 中項目 | 小項目 | 本書対応 Chapter |
|---|---|---|---|
| 11 治療の基礎・基本手技 | キ 創傷の処置 | c 縫合 | Chapter 8 p.93〜94 |
| | ケ 歯・歯周組織に対する基本的処置 | d 歯周治療 | Chapter 6〜11 |
| | コ 薬物療法 | c 薬物投与（連用および併用を含む） | Chapter 7 p.83〜84,87 |
| | セ 歯科材料・機器 | j 口腔インプラント・口腔外科・歯周治療用材料 | Chapter 7 p.75〜82,87<br>Chapter 8 p.94〜98<br>Chapter 10 p.143〜144 |

■歯科医学総論

| 大項目 | 中項目 | 小項目 | 本書対応 Chapter |
|---|---|---|---|

Ⅰ 保健・医療と健康増進

| 大項目 | 中項目 | 小項目 | 本書対応 Chapter |
|---|---|---|---|
| 6 疫学と調査 | エ 齲蝕・歯周疾患の疫学要因 | b 歯周疾患の疫学要因 | Chapter 4 p.42〜47 |

Ⅱ 正常構造と機能・発生，成長，発達，加齢変化

| 大項目 | 中項目 | 小項目 | 本書対応 Chapter |
|---|---|---|---|
| 1 細胞・組織・器官の構造と機能 | ア 皮膚・粘膜系 | a 表皮・粘膜上皮，真皮・粘膜固有層，皮下組織，粘膜下組織 | Chapter 1 p.1〜2 |
| 2 全身・口腔の生態系 | イ プラーク〈口腔バイオフィルム〉 | | Chapter 3 p21〜23 |
| 3 免疫 | ア 免疫担当細胞 | | Chapter 2 p.11〜13 |
| | ウ 抗原処理と抗原提示 | | Chapter 2 p.11〜13 |
| | エ 自然免疫 | a 微生物の認識機構<br>b 微生物の排除機構 | Chapter 2 p.11〜13 |
| | オ 獲得免疫 | a 体液性免疫<br>b 細胞性免疫 | Chapter 2 p.11〜13 |
| 5 歯と歯周組織の構造 | イ 組織と性状 | b 歯周組織 | Chapter 1 p.1〜7 |
| 7 人体の成長・発達・加齢変化 | エ 口腔・顎顔面の加齢変化 | a 器質的変化<br>b 機能的変化 | Chapter 2 p.19 |
| 8 口腔・顎顔面の発生・成長・発育 | イ 歯・歯周組織の形成と歯の萌出 | c 歯周組織形成 | Chapter 1 p.8〜9 |
| | ウ 骨組織代謝 | b 形成，吸収，改造〈リモデリング〉 | Chapter 2 p.14 |

| 大項目 | 中項目 | | 小項目 | | 本書対応 Chapter |
|---|---|---|---|---|---|

## Ⅲ 病因，病態

| 大項目 | 中項目 | | 小項目 | | 本書対応 Chapter |
|---|---|---|---|---|---|
| 1 病因・病態 | ウ | 修復と再生 | a | 再生 | Chapter 6 p.66〜68 |
| | | | b | 創傷治癒 | |
| | エ | 細胞・組織の適応 | a | 肥大 | Chapter 2 p.17 |
| | | | b | 過形成 | Chapter 5 p.55〜56 |
| | カ | 炎症 | a | 病因 | Chapter 2 p.11〜15 |
| | | | b | 分類と病態 | |
| | キ | 感染症 | a | 病原微生物 | Chapter 3 p.21〜23 |
| | | | b | 感染症 | |
| | ク | 免疫異常 | b | 自己免疫疾患 | Chapter 5 p.53〜55 |
| | | | c | アレルギー（過敏症） | |
| 2 口腔・顎顔面領域の疾患の病因・病態 | ア | 主な病因・病態 | b | 歯・歯周組織の疾患 | Chapter 5 |

## Ⅳ 主要症候

| 大項目 | 中項目 | | 小項目 | 本書対応 Chapter |
|---|---|---|---|---|
| 2 口腔・顎顔面の症候 | イ | 歯周組織 | | Chapter 1 |

## Ⅵ 検査

| 大項目 | 中項目 | | 小項目 | | 本書対応 Chapter |
|---|---|---|---|---|---|
| 1 口腔検査，顎口腔機能検査 | ア | 口腔検査 | c | 歯周組織（歯周病）検査【口腔清掃状態の検査】 | Chapter 4 |

## Ⅶ 治療

| 大項目 | 中項目 | | 小項目 | | 本書対応 Chapter |
|---|---|---|---|---|---|
| 1 治療の基礎 | ア | 治療計画 | a | 治療計画の立案・提示【インフォームド・コンセント】 | Chapter 6 p.65 |
| | | | b | 治療の評価【主訴の改善】 | |
| | イ | 治療の種類 | c | 保存療法と外科療法 | Chapter 7〜11 |
| 2 歯・歯周組織・咬合の治療 | ア | 基本的術式 | c | 歯周治療【歯周組織再生療法，FGF-2製剤】 | Chapter 6〜11 |
| 9 その他の治療法 | エ | レーザー療法 | | 【HLLT〈高反応レベルレーザー治療〉，LLLT〈低反応レベルレーザー治療〉】 | Chapter 7 p.87 |

## Ⅷ 歯科材料と歯科医療機器

| 大項目 | 中項目 | | 小項目 | | 本書対応 Chapter |
|---|---|---|---|---|---|
| 2 診療用器械・器具 | ア | 診療用器械 | g | 超音波スケーラー | Chapter 7 p.75〜76 |
| 11 口腔インプラント・口腔外科・歯周治療用材料 | イ | 骨補塡用材料 | | | Chapter 8 p.110〜111 |
| | エ | 細胞遮断膜 | | | Chapter 8 p.113 Chapter 10 p.143〜144 |
| | オ | エナメルマトリックスタンパク質 | | | Chapter 8 p.114〜115 |

| 大項目 | 中項目 | 小項目 | 本書対応 Chapter |
|---|---|---|---|

## Ⅰ 成長・発育に関連した疾患・病態

| 大項目 | 中項目 | 小項目 | 本書対応 Chapter |
|---|---|---|---|
| 2 歯の異常 | イ 形態の異常 | i 異所性エナメル質【エナメル滴，エナメル突起】 | Chapter 3 p.25 |

## Ⅱ 歯・歯髄・歯周組織の疾患

| 大項目 | 中項目 | 小項目 | 本書対応 Chapter |
|---|---|---|---|
| 3 歯周疾患 | ア 歯周疾患の病因と病態 | a 歯肉病変とそのリスクファクター<br>b 歯周炎とそのリスクファクター<br>c 壊死性歯周疾患<br>d 咬合性外傷<br>e 歯周組織の膿瘍<br>f 歯肉退縮<br>g 歯周-歯内病変<br>h 歯周疾患と健康の関わり | Chapter 3 p.20〜33 |
| | イ 歯周疾患の予防・管理 | a 歯肉炎の予防・管理【予防効果の評価】<br>b 歯周炎の予防・管理【予防効果の評価】<br>c 口腔清掃指導<br>d 禁煙支援<br>e 生活習慣指導 | Chapter 7 p.69〜70, 72〜74<br>Chapter 11 |
| | ウ 歯周疾患の治療 | a 急性症状を有する歯周疾患への対応<br>b 歯周基本治療<br>c 咬合性外傷に対する治療<br>d 歯周外科治療（切除療法，組織付着療法）<br>e 歯周外科治療（歯周組織再生療法）【組織再生誘導法（GTR 法），エナメルマトリックスタンパク質，FGF-2 製剤，骨移植術】<br>f 歯周外科治療（歯周形成手術）<br>g 根分岐部病変の治療<br>h 口腔機能回復治療<br>i 薬物療法<br>j メインテナンス，SPT〈supportive periodontal therapy〉<br>k 全身疾患を有する者の歯周疾患治療 | Chapter 6〜11 |

## Ⅲ 顎・口腔領域の疾患

| 大項目 | 中項目 | 小項目 | 本書対応 Chapter |
|---|---|---|---|
| 1 主として軟組織に関連する疾患の病態・診断・治療 | ウ 軟組織の炎症の病態・診断・治療 | b 口腔・頸部軟組織の炎症【歯肉膿瘍，歯槽膿瘍，骨膜下膿瘍，蜂窩織炎〈蜂巣炎〉，組織隙の炎症，歯性扁桃周囲炎，放線菌症，壊死性筋膜炎】 | Chapter 5 p.58〜59 |
| | オ 軟組織に発生する腫瘍および腫瘍類似疾患 | k 腫瘍類似疾患【エプーリス，義歯性線維腫，薬物性歯肉増殖症】 | Chapter 5 p.55〜56 |

# 参考文献

1) 村上伸也ほか編：臨床歯周病学. 第3版. 医歯薬出版, 東京, 2020.
2) 日本歯周病学会編：歯周病学用語集. 第3版. 医歯薬出版, 東京, 2019.
3) 日本歯周病学会編：歯周治療のガイドライン 2022. 医歯薬出版, 東京, 2022.
4) 日本歯周病学会編：歯周治療の指針 2015. 医歯薬出版, 東京, 2016.
5) 沼部幸博ほか編：ザ・ペリオドントロジー. 第3版. 永末書店, 京都, 2019.
6) 沼部幸博：歯周病学サイドリーダー. 第5版. 学建書院, 東京, 2016.
7) 五味一博編：基礎から臨床まで 図解歯周治療プラクティスマニュアル. 第5版. 永末書店. 京都, 2018.
8) 吉江弘正ほか編：臨床歯周病学. 第2版. 医歯薬出版, 東京, 2013.

## Chapter 1

9) 中村浩彰：歯科国試パーフェクトマスター 口腔組織・発生学. 医歯薬出版, 東京, 2017.

## Chapter 2

10) Schluger S et al.：Periodontal Diseases. 2nd ed. Lea & Febiger, Philadelphia, London, 1990, 183 ~ 220.

## Chapter 3

11) Page RC, Kornman KS：The pathogenesis of human periodontitis：an introduction. *Periodontol 2000*, **14**：9~11, 1997.
12) Socransky SS, Haffajee AD：Dental biofilms：difficult therapeutic targets. *Periodontol 2000*, **28**：12~55, 2002.
13) 沼部幸博：歯周組織に対する喫煙の影響. 日歯周病会誌, **45**：133~141, 2003.

## Chapter 4

14) 安井利一ほか編：口腔保健・予防歯科学. 医歯薬出版, 東京, 2017.
15) Zambon JJ, et al.：The laboratory diagnosis of periodontal infections. *Periodontol 2007*, **7**：69~82, 1995.

## Chapter 7

16) 加藤熙編：新版 最新歯周病学. 医歯薬出版, 東京, 2011.
17) 千田彰ほか編：保存修復学. 第7版. 医歯薬出版, 東京, 2019.

## Chapter 8

18) 伊藤公一, 佐藤秀一：歯周外科手術マスターシリーズ Vol. 1 ペリオドンタルフラップマネージメント. クインテッセンス出版, 東京, 2011.
19) 鴨井久一, 仲谷寛：臨床でいかすための歯周外科エッセンス. クインテッセンス出版, 東京, 2000.
20) 小野善弘ほか：コンセンプトをもった予知性の高い歯周外科処置. 改訂第2版. クインテッセンス出版, 東京, 2013.
21) 山田了編：ステップアップ GTR-歯周組織再生誘導法. 医歯薬出版, 東京, 2008.
22) Miller PD：A Classification of Marginal Tissue Recession. *Int J Periodontics Restorative Dent*, **5**：8~13, 1985.

## Chapter 10

23) 石神元ほか編：冠橋義歯補綴学テキスト. 第3版. 永末書店, 京都, 2019.
24) 矢谷博文ほか編：クラウンブリッジ補綴学. 第5版. 医歯薬出版, 東京, 2014.
25) 木本克彦, 星憲幸：歯科国試パーフェクトマスター クラウンブリッジ補綴学. 医歯薬出版, 東京, 2019.
26) 三谷春保原著：歯学生のパーシャルデンチャー. 第6版. 医歯薬出版, 東京, 2018.
27) 安部友佳ほか：歯科国試パーフェクトマスター パーシャルデンチャー補綴学. 医歯薬出版, 東京, 2018.
28) 日本歯周病学会編：歯周病患者における口腔インプラント治療指針およびエビデンス 2018. 医歯薬出版, 東京, 2019.

【著者略歴】

髙山忠裕（たかやま ただひろ）
2001 年　日本大学歯学部卒業
2019 年　日本大学准教授（保存学教室
　　　　歯周病学講座）

好士亮介（こうし りょうすけ）
2002 年　日本大学歯学部卒業
2010 年　日本大学助教（保存学教室歯周病学講座）
2019 年　日本大学歯学部専修研究員（衛生学講座）
2021 年　日本大学専任講師（医療人間科学分野）

佐藤秀一（さとう しゅういち）
1988 年　日本大学歯学部卒業
2015 年　日本大学教授（保存学
　　　　教室歯周病学講座）

歯科国試パーフェクトマスター

歯周病学 第2版　　　　　　　　ISBN978-4-263-45872-3

2020 年 5 月 10 日　第 1 版第 1 刷発行
2022 年 6 月 10 日　第 2 版第 1 刷発行

編　集　髙　山　忠　裕
　　　　好　士　亮　介
　　　　佐　藤　秀　一
発行者　白　石　泰　夫
発行所　医歯薬出版株式会社
〒113-8612　東京都文京区本駒込 1-7-10
TEL. (03)5395-7638(編集)・7630(販売)
FAX. (03)5395-7639(編集)・7633(販売)
https://www.ishiyaku.co.jp/
郵便振替番号　00190-5-13816

乱丁，落丁の際はお取り替えいたします　　　　印刷・教文堂／製本・皆川製本所
© Ishiyaku Publishers, Inc., 2020, 2022. Printed in Japan

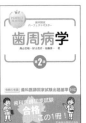
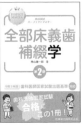
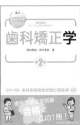